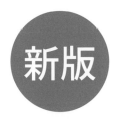
新版

健康食品の
基礎知識

第 2 版

編著

芝 紀代子

著

金森きよ子　久保田 亮　栗原由利子　酒井伸枝
猿橋裕子　本間 達　森田十誉子

じほう

編著　芝 紀代子　文京学院大学名誉教授

著　　金森きよ子　前文京学院大学保健医療技術学部臨床検査学科
　　　久保田 亮　埼玉県立大学保健医療福祉学部健康開発学科
　　　栗原由利子　東京工科大学医療保健学部臨床検査学科
　　　酒井 伸枝　埼玉県立大学保健医療福祉学部健康開発学科
　　　猿橋 裕子　福山大学薬学部薬学科
　　　本間　　達　東京医科歯科大学大学院医歯学総合研究科
　　　森田十誉子　学校法人華学園

序

　2005年4月に「健康食品の基礎知識」を発刊した。当時は健康食品を摂取することを奨励するというよりも，健康に良いといううたい文句にむしろ首をかしげる風潮があり，それにより健康被害が生じるのを防ぐためには健康食品を学ぼうという傾向にあった。この本を1冊読めば，健康食品のみならず，食品の区分け，栄養の知識，疾患との関わり，医薬品との相互作用，食品衛生，そして関係法規と食品に関する知識が理解できたためか，教科書に採用されたこともあり，2007年4月改訂版，2011年3月改訂2版を発行した。しかしながら年ごとに，医療を取り巻く環境の変化，それに伴う法の改正などが行われ，本の内容も古くなってきた。

　そこで，より時代に即した内容を盛り込むために2015年9月に出版したのが，「新版　健康食品の基礎知識」である。時代に沿った内容であったにもかかわらず，年ごとに食品の動向はめまぐるしく変わってきている。そこでさらに今の時代を正確に伝えるべく執筆したのが第2版である。

　2019年9月15日時点の人口推計によると，65歳以上の高齢者人口は，総人口の28.4％，75歳以上は総人口の14.7％とおよそ7人に1人となり，超高齢化が今の日本の現実である。平均寿命は伸びるものの，健康寿命との差は相変わらず縮まらず，厚生労働省は2040年までに男女とも3年以上健康寿命を延伸する」ことを打ち出している。

　地域包括ケアシステムでは住み慣れた地域で自分らしい暮らしを最期まで続けることを目標としているが，その問題提起の1つが「自助」，「互助」，「共助」，「公助」という組み合わせの重要性である。自分のことは自分でする，自らの健康管理，市場サービスの購入などが「自助」に挙げられている。

　長い人生を健康に過ごすには食が重要だという認識を背景に，健康食品市場が拡大傾向にある。2015年に新設された機能性食品制度がスタートすると大手の会社がこぞって参入し，その効用をテレビなどの広告媒体で宣伝している効果も大きい。今や高齢者のみならず，若年層にも裾野が広がってきている。

　第2版では新規項目として，現在着目されている健康食品の成分を取り上げた。また問題になっている遺伝子組み換え食品の表示についても新たに書き加えた。中身の濃い本にするため，今までの執筆者のほか，栄養学に詳しい森田十誉子先生に加わってもらった。本書は，現時点での健康食品をはじめ食品に関連する話題をすべて網羅したつもりである。また理解度を確かめてもらえるように，各章ごとに確認問題も作成した。

　多くの医療従事者に読んでいただき，座右の書にしていただければ幸甚である。

　刊行にあたり，本書の編集にご尽力いただいた株式会社じほう安達さやか氏に深く感謝する。

2020年1月

芝 紀代子

CONTENTS

第2章　食品の表示

芝 紀代子（1〜5），森田 十誉子（6）

第3章　栄養の知識
栗原 由利子

第 **4** 章　**疾患と栄養**　　　酒井 伸枝(1，3)，金森 きよ子(2)

第7章　関係法規　　　　　　　　　　　　本間 達

第 1 章

健康食品概論

1 国民の食生活

（1）国民の生活の質（QOL），健康，疾病

　わが国は世界有数の長寿国であり，「平成30年版高齢社会白書」によると，2016年の平均寿命は男性80.98歳，女性87.14歳であった。男女ともに，がん，心疾患，脳血管疾患などの死亡率の変化が平均寿命を延ばす方向に働いており，今後さらに平均寿命が延びることが予測されている。しかしながら，重要とされているのは「健康上の問題で日常生活が制限されることなく生活できる期間」と定義づけられている健康寿命である。残念ながら，平均寿命と健康寿命に差があり，2016年では，男性で8.84年，女性で12.35年の開きがある（図1-1）。

　健康寿命の延伸をスローガンに厚生労働省が行っている「スマート・ライフ・プロジェクト（Smart Life Project）」では，幅広い企業連携を主体とした取り組みを進めている。国民が人生の最後まで元気に健康で楽しく毎日が送れることを目標とした国民運動であり，運動，食生活，禁煙の3分野を中心に，具体的なアクションの呼びかけを行っている。

> ・運動：毎日10分の運動をプラス
> ・食生活：1日あと70gの野菜をプラス
> ・禁煙：禁煙でタバコの煙をマイナス
> ・健診・検診で定期的な健康チェック

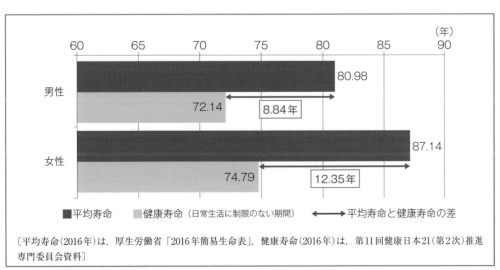

〔平均寿命（2016年）は，厚生労働省「2016年簡易生命表」，健康寿命（2016年）は，第11回健康日本21（第2次）推進専門委員会資料〕

図1-1　平均寿命と健康寿命の差

また厚生労働省は2019年3月，「健康寿命のあり方に関する有識者研究会」の報告書を公表し，健康寿命の定義や政策指標としての妥当性について整理するとともに，健康寿命延伸の目標として，「2040年までに男女ともに3年以上延伸する」ことを打ち出した。この目標が達成されると，健康寿命は男女ともに75歳以上となる。健康寿命の延伸は今後の最大の課題である。

(2) 健康日本21に示された栄養，食生活指針

「健康日本21」とは「21世紀における国民健康づくり運動」の通称で，2000年度から厚生省（当時）が行った疾病の発生を防ぐ1次予防に重点を置く一連の施策である。

健康日本21の評価：栄養・食生活，身体活動・運動，休養・心の健康づくり，タバコ，アルコール，歯の健康，糖尿病，循環器病，がんの9分野延べ59項目における達成状況をみると，約6割が，「目標に達した」か「目標に達しないが改善傾向にある」であった。

2012年度末で終了した「健康日本21」を全面改正したものが「健康日本21（第2次）」であり，2013年から10年間を目途としてスタートしている。国民の健康の増進の推進に関する基本的な方向として，次の5項目が挙げられている。

①健康寿命の延伸と健康格差の縮小

②生活習慣病の発症予防と重症化防止の徹底〔NCD＊（非感染性疾患の予防）〕

＊：NCD（Non Communicable Disease）：WHOの定義では，不健康な食事や運動不足，喫煙，過度の飲酒などの原因が共通しており，生活習慣の改善により予防可能な疾患をまとめてNCDと位置づけている。生活習慣病は国際会議では適切な翻訳語がないため，このプランではNCDを使用している。

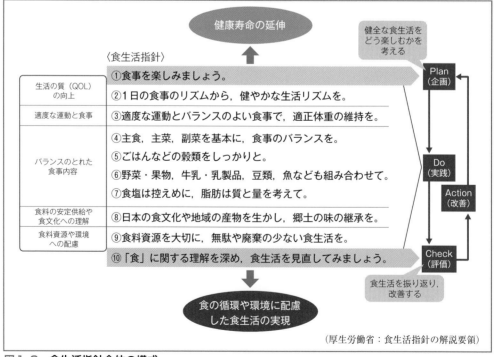

（厚生労働省：食生活指針の解説要領）

図1-2　食生活指針全体の構成

③社会生活を営むために必要な機能の維持および向上

④健康を支え，守るための社会環境の整備

⑤栄養・食生活，身体活動・運動，休養，飲酒，喫煙および歯・口腔の健康に関する生活習慣および社会環境の改善

　評価については，目標設定後5年を目途に中間評価，10年を目途に最終評価を行い，諸活動の成果を適切に評価するとしている。健康日本21（第2次）における栄養・食生活に関する達成数値目標を，図1-2に示した。10項目からなる食生活指針は，健全な食生活をどう楽しむかを考え，振り返り，改善することにより，食の循環や環境に配慮した食生活の実現が叶い，そのことが健康寿命の延伸につながるとしている。

(3) 食育基本法に見る日本の食育

　食育は知育，徳育および体育の基本となるべきものとの位置づけから，2005年6月，食育基本法が制定された。

> 第1条　この法律は，近年における国民の食生活をめぐる環境の変化に伴い，国民が生涯にわたって健全な心身を培い，豊かな人間性をはぐくむための食育を推進することが緊要な課題となっていることにかんがみ，食育に関し，基本理念を定め，および国，地方公共団体等の責務を明らかにするとともに，食育に関する施策の基本となる事項を定めることにより，食育に関する施策を総合的かつ計画的に推進し，もって現在および将来にわたる健康で文化的な国民の生活と豊かで活力ある社会の実現に寄与することを目的とする。

食育基本法では「基本理念」として，次の7項目が挙げられている。

①国民の心身の健康増進と豊かな人間形成

②食に関する感謝の念と理解

③食育推進運動の展開

④子どもの食育における保護者，教育関係者等の役割

⑤食に関する体験活動と食育推進活動の実践

⑥わが国の伝統的食文化，環境と調和した生産等への配慮および農山漁村の活性化と食糧自給率の向上への貢献

⑦食品の安全性の確保等における食育の役割

　これまでの食育の推進の成果と食をめぐる状況や諸課題を踏まえつつ，食育に関する施策を総合的かつ計画的に推進していくため，2016年度から2020年度までの5年間を期間とする第3次食育推進基本計画が作成された。基本計画では食育の推進に関する施策についての基本的な方針として，以下の重点課題を挙げている。

①若い世代を中心とした食育の推進

②多様な暮らしに対応した食育の推進

③健康寿命の延伸につながる食育の推進

④食の循環や環境を意識した食育の推進

⑤食文化の継承に向けた食育の推進

なお，重点課題に取り組むに当たっては，次の視点に十分留意する必要があるとされた。

・子供から高齢者まで，生涯を通じた取組を推進

・国，地方公共団体，教育関係者，農林漁業者，食品関連事業者，ボランティア等が主体的かつ多様に連携・協働しながら食育の取組を推進

2 健康食品とは

（1）食品の機能

食品の機能は，1次機能（栄養機能），2次機能（感覚機能），3次機能（生体調節機能）の3つに分類される（表1-1）。

3次機能は1980年代文部省（当時）の特定研究「食品機能の系統的解析と展開」の成果として提唱されたものである。ヒトの身体の中には，唾液や胃液の外分泌系，ホルモンなどの内分泌系，種々の情報を伝達する神経系，血液やリンパ液が流れる循環器系，食物を消化・吸収する消化系，病原菌やウイルスなどに対して身体を防御する生体防御（免疫）系などがある。これらが正常に働くことにより身体の恒常性が保たれている。これらの機能に関わる食品の機能を3次機能（生体調節機能）という。

以上より，「機能性食品」の機能とは3次機能を指し，「機能性食品」の概念が生まれた。

（2）健康食品とは何か

健康食品は図1-3に示すように，保健機能食品制度に基づき保健機能食品とそれ以外の健康食品に分けられる。保健機能食品には，機能性表示食品，栄養機能食品，特定保健用食品の3種類がある。健康食品のうち保健機能食品以外のものについては，保健機能食品と区別するために，「いわゆる健康食品」と呼ばれることもある。

いわゆる健康食品やサプリメントという用語には行政的な定義がない。一般的には健康食品とは「健康保持促進に資する食品全般」を指し，サプリメントとは「特定の成分が濃縮された錠剤やカプセル形態の製品」が該当すると考えられる。健康食品のうち認定健康食品とは，日本健康・栄養食品協会の事業として始めた認定制度で，「認定健康食品認定審査会」

表1-1 食品の3機能

1次機能	栄養機能	炭水化物，たんぱく質および脂質の3大栄養素が代謝することによってエネルギー源になり，そして体の組織を作る機能である。ミネラル，ビタミンはこれらの代謝作用を円滑に効率よく働かせる役割を持つ
2次機能	感覚機能	食品の持つ特有な味や香りなど，おいしさを表す機能
3次機能	生体調節機能	健康の維持・増進を果たす機能

〔農林水産省農林水産技術会議：機能性食品の開発　農林水産研究開発レポートNo4，2002（http://www.s.affrc.go.jp/docs/report/pdf/no04.pdf）を参考に作成〕

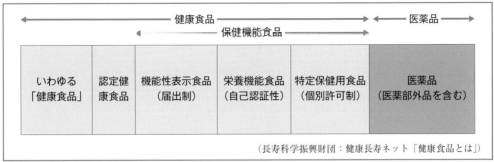

（長寿科学振興財団：健康長寿ネット「健康食品とは」）

図1-3　健康食品の分類

において審査され認可された食品である。

　米国でサプリメントとは，「ハーブ，ビタミン，ミネラル，アミノ酸などの栄養成分を1種類以上含む栄養補給のための製品」と定義されている。また，形状は錠剤，カプセル，粉末，液体など通常の食品と異なる形のものである。米国では，DSHEA法（Dietary Supplement Health and Education Act，栄養補助食品健康教育法）が1994年に成立した。この法律が成立したことから，サプリメントの位置づけは「薬」でも「食品」でもない「ニュートラスティカル（中間自然成分）」となっている。

　広い意味で考えれば，サプリメントも健康食品の1つと考えることができる。

（3）健康食品の現状（市場規模）

　健康食品市場は，特定保健用食品制度や栄養機能食品制度等の政府による施策導入されたことに加え，国民の健康志向の高まりを背景に緩やかな拡大傾向にある。さらに2015年健康食品に関わる新たな制度として導入された機能性食品制度に，各社が積極的に参入したことで，一段と健康食品市場は拡大が続いている。

　消費者も高齢者のみならず若年層へと裾野拡大が進んだことにより，引き続き安定した市場成長が見込まれている。また訪問販売の比重が高かった販売ルートは，より消費者に便利な小売店舗（ドラッグストアなど）での販売や通信販売にシフトしていることも，手軽にサプリメントを購入しやすくなった要因である。

　2017年度の健康食品市場規模はメーカー出荷金額ベースで，前年度比2.1％増の7,708億4,000万円と推計されている。2018年度についても引き続き市場は伸長し，市場規模は前年度比1.4％増の7,813億6,000万円が見込まれている（図1-4）。機能性表示食品市場における食品種類別構成比を見てみると，2017年度でサプリメントが全体の42％を占めており，その構成比も年々増加している（図1-5）。

（4）保健機能食品（特定保健用食品，栄養機能食品，機能性表示食品）

　前述の通り，食品の機能には1次機能（栄養機能），2次機能（感覚機能），3次機能（生体調節機能）があるが，そのうち，3次機能に着目し，食品の成分の持つ生体防御，体調リズム調節，疾病の防止と回復などの機能を重視し，工夫された食品を機能性食品という。食品

には病気予防や老化防止の助けになる成分が微量ながらいろいろと含まれており，これらを抽出して効果的に摂取できるように開発されたものが，一般的に機能性食品とされる。機能性食品は医薬品でないため具体的な効能効果はうたえないが，国の審査を経たうえで食品に機能表示を認める「特定保健用食品（トクホ）」制度が1991年に作られた。2001年には「栄

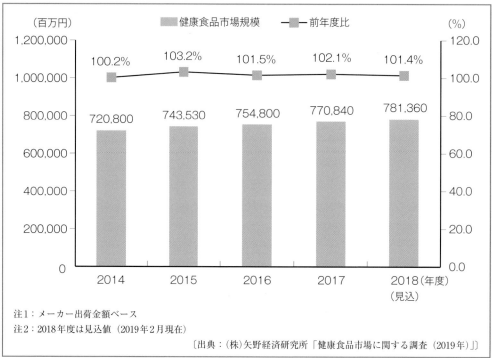

図1-4　健康食品の市場規模推移

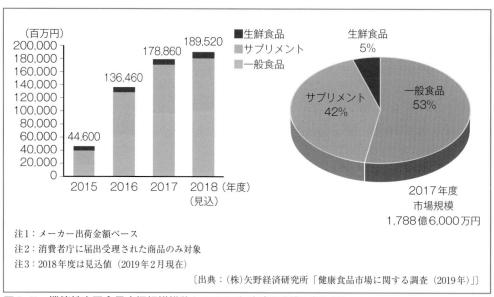

図1-5　機能性表示食品市場規模推移と2017年度食品種類別構成比

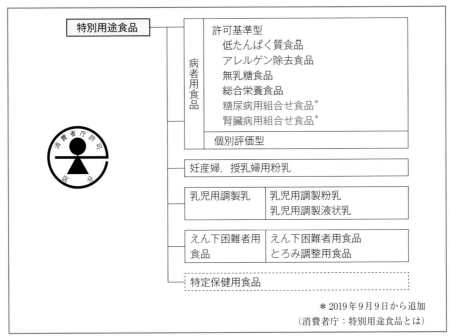

図1-6　特別用途食品

養機能食品」，2015年には「機能性表示食品」が新設され，これらを合わせて「保健機能食品」と呼んでいる。

(5) 特別用途食品（病者用食品，高齢者用食品，育児用粉ミルク）

　特別用途食品とは，乳児，幼児，妊産婦，病者などの発育，健康の保持・回復などに適するという特別の用途について表示するものである。特別用途食品には，病者用食品，妊産婦・授乳婦用粉乳，乳児用調製粉乳およびえん下困難者用食品がある。2019年9月から病者用食品に糖尿病用組合せ食品と腎臓病用組合せ食品が加わった(図1-6)。表示の許可にあたっては，許可基準があるものについてその適合性を審査し，許可基準のないものについては個別に評価を行っている。その評価により，2019年10月現在，65件の食品が許可されている。

(6) いわゆる健康食品

　「健康食品」という言葉で認識される対象は人によってさまざまであり，医薬品と似た錠剤やカプセルなどの形態のサプリメントから，飲料やお菓子，食材まで多岐にわたる。いわゆる「健康食品」という用語は「健康の維持・増進に特別に役立つことをうたって販売されたり，そのような効果を期待して摂られたりしている食品」とうたっているが，法令で規定されていないものをいう。

1) 健康食品の確かな情報について

　保健機能食品以外の健康食品，つまり「いわゆる健康食品」は，多くの商品が販売されて

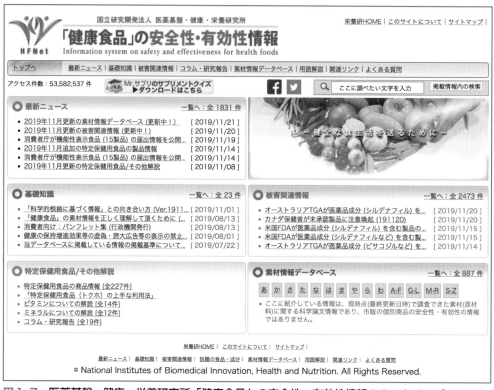

図1-7 医薬基盤・健康・栄養研究所「健康食品」の安全性・有効性情報のホームページ

（https://hfnet.nibiohn.go.jp/）

いる。「いわゆる健康食品」は成分の効果を表示できないため，使用する際には注意が必要である。

医薬基盤・健康・栄養研究所のウェブサイトでは，「健康食品」の安全性・有効性情報を公開している（図1-7）。このサイトには，健康食品の基礎知識，安全情報・被害情報，話題の成分に関する情報，健康食品素材情報データベース，サプリメントクイズなどが盛り込まれており，一般の人でも簡単に健康食品の知識を得ることができるようになっている。

「健康食品素材情報データベース」では，ヒトにおけるデータを中心とし，査読者のチェックを受けた科学論文情報が有効性情報としてまとめられている。また，医薬品との相互作用や摂取に注意する対象者の情報，過去の健康被害事例などの安全性情報も盛り込まれている。今後，健康食品について教育・指導するアドバイザリースタッフは本サイトを活用し，正しい情報を国民に周知していくことが望ましい。

③ 健康食品各論

（1）栄養機能食品

栄養機能食品とは，健康の維持等に必要な栄養成分（ビタミン・ミネラル）の補給を主な目的として定められた基準に従ってその栄養成分についての機能の表示をしている食品であ

る。栄養機能食品として販売するためには，1日当たりの摂取目安量に含まれる当該栄養成分量が定められた上・下限値の範囲内にある必要があるほか，栄養機能表示だけでなく注意喚起表示等も表示する必要があるが，国への許可申請や届出の必要はない（表1-2）。2015年からは新たに「n-3系脂肪酸」，「ビタミンK」，「カリウム」が追加され，鶏卵以外の生鮮食品についても，栄養機能食品の基準の適用対象となっている。

1）機能に関する表示を行うことができる栄養成分

- ・脂肪酸（1種類）：n-3系脂肪酸
- ・ミネラル類（6種類）：亜鉛，カリウム*，カルシウム，鉄，銅，マグネシウム
- ・ビタミン類（13種類）：ナイアシン，パントテン酸，ビオチン，ビタミンA，ビタミンB_1，ビタミンB_2，ビタミンB_6，ビタミンB_{12}，ビタミンC，ビタミンD，ビタミンE，ビタミンK，葉酸

*錠剤，カプセル剤等の形状の加工食品にあっては，カリウムを除く。

表1-2　栄養機能食品の規格基準

栄養成分	1日当たりの摂取目安量に含まれる栄養成分量		栄養機能表示	注意喚起表示
	下限値	上限値		
n-3系脂肪酸	0.6g	2.0g	n-3系脂肪酸は皮膚の健康維持を助ける栄養素です。	本品は，多量摂取により疾病が治癒したり，より健康が増進するものではありません。 1日の摂取目安量を守ってください。
亜　鉛	2.64mg	15mg	亜鉛は，味覚を正常に保つのに必要な栄養素です。 亜鉛は，皮膚や粘膜の健康維持を助ける栄養素です。 亜鉛は，たんぱく質・核酸の代謝に関与して，健康の維持に役立つ栄養素です。	本品は，多量摂取により疾病が治癒したり，より健康が増進するものではありません。亜鉛の摂りすぎは，銅の吸収を阻害するおそれがありますので，過剰摂取にならないよう注意してください。 1日の摂取目安量を守ってください。乳幼児・小児は本品の摂取を避けてください。
カリウム	840mg	2,800mg	カリウムは正常な血圧を保つのに必要な栄養素です。	本品は，多量摂取により疾病が治癒したり，より健康が増進するものではありません。 1日の摂取目安量を守ってください。腎機能が低下している方は本品の摂取を避けてください。
カルシウム	204mg	600mg	カルシウムは，骨や歯の形成に必要な栄養素です。	本品は，多量摂取により疾病が治癒したり，より健康が増進するものではありません。 1日の摂取目安量を守ってください。

（次頁に続く）

栄養成分	1日当たりの摂取目安量に含まれる栄養成分量		栄養機能表示	注意喚起表示
	下限値	上限値		
鉄	2.04mg	10mg	鉄は，赤血球を作るのに必要な栄養素です。	本品は，多量摂取により疾病が治癒したり，より健康が増進するものではありません。 1日の摂取目安量を守ってください。
銅	0.27mg	6.0mg	銅は，赤血球の形成を助ける栄養素です。 銅は，多くの体内酵素の正常な働きと骨の形成を助ける栄養素です。	本品は，多量摂取により疾病が治癒したり，より健康が増進するものではありません。 1日の摂取目安量を守ってください。 乳幼児・小児は本品の摂取を避けてください
マグネシウム	96mg	300mg	マグネシウムは，骨や歯の形成に必要な栄養素です。 マグネシウムは，多くの体内酵素の正常な働きとエネルギー産生を助けるとともに，血液循環を正常に保つのに必要な栄養素です。	本品は，多量摂取により疾病が治癒したり，より健康が増進するものではありません。 多量に摂取すると軟便（下痢）になることがあります。 1日の摂取目安量を守ってください。 乳幼児・小児は本品の摂取を避けてください。
ナイアシン	3.9mg	60mg	ナイアシンは，皮膚や粘膜の健康維持を助ける栄養素です。	本品は，多量摂取により疾病が治癒したり，より健康が増進するものではありません。 1日の摂取目安量を守ってください。
パントテン酸	1.44mg	30mg	パントテン酸は，皮膚や粘膜の健康維持を助ける栄養素です。	本品は，多量摂取により疾病が治癒したり，より健康が増進するものではありません。 1日の摂取目安量を守ってください。
ビオチン	15 μg	500 μg	ビオチンは，皮膚や粘膜の健康維持を助ける栄養素です。	本品は，多量摂取により疾病が治癒したり，より健康が増進するものではありません。 1日の摂取目安量を守ってください。
ビタミンA	231 μg	600 μg	ビタミンAは，夜間の視力の維持を助ける栄養素です。 ビタミンAは，皮膚や粘膜の健康維持を助ける栄養素です。	本品は，多量摂取により疾病が治癒したり，より健康が増進するものではありません。 1日の摂取目安量を守ってください。 妊娠3カ月以内または妊娠を希望する女性は過剰摂取にならないよう注意してください。
ビタミンB₁	0.36mg	25mg	ビタミンB₁は，炭水化物からのエネルギー産生と皮膚や粘膜の健康維持を助ける栄養素です。	本品は，多量摂取により疾病が治癒したり，より健康が増進するものではありません。 1日の摂取目安量を守ってください。
ビタミンB₂	0.42mg	12mg	ビタミンB₂は，皮膚や粘膜の健康維持を助ける栄養素です。	本品は，多量摂取により疾病が治癒したり，より健康が増進するものではありません。 1日の摂取目安量を守ってください。

栄養成分	1日当たりの摂取目安量に含まれる栄養成分量		栄養機能表示	注意喚起表示
	下限値	上限値		
ビタミンB₆	0.39mg	10mg	ビタミンB₆は，たんぱく質からのエネルギーの生産と皮膚や粘膜の健康維持を助ける栄養素です。	本品は，多量摂取により疾病が治癒したり，より健康が増進するものではありません。 1日の摂取目安量を守ってください。
ビタミンB₁₂	0.72μg	60μg	ビタミンB₁₂は，赤血球の形成を助ける栄養素です。	本品は，多量摂取により疾病が治癒したり，より健康が増進するものではありません。 1日の摂取目安量を守ってください。
ビタミンC	30mg	1,000mg	ビタミンCは，皮膚や粘膜の健康維持を助けるとともに，抗酸化作用を持つ栄養素です。	本品は，多量摂取により疾病が治癒したり，より健康が増進するものではありません。 1日の摂取目安量を守ってください。
ビタミンD	1.65μg	5.0μg	ビタミンDは，腸管でのカルシウムの吸収を促進し，骨の形成を助ける栄養素です。	本品は，多量摂取により疾病が治癒したり，より健康が増進するものではありません。 1日の摂取目安量を守ってください。
ビタミンE	1.89mg	150mg	ビタミンEは，抗酸化作用により，体内の脂質を酸化から守り，細胞の健康維持を助ける栄養素です。	本品は，多量摂取により疾病が治癒したり，より健康が増進するものではありません。 1日の摂取目安量を守ってください。
ビタミンK	45μg	150μg	ビタミンKは，正常な血液凝固能を維持する栄養素です。	本品は，多量摂取により疾病が治癒したり，より健康が増進するものではありません。 1日の摂取目安量を守ってください。 血液凝固阻止薬を服用している方は本品の摂取を避けてください。
葉酸	72μg	200μg	葉酸は，赤血球の形成を助ける栄養素です。 葉酸は，胎児の正常な発育に寄与する栄養素です。	本品は，多量摂取により疾病が治癒したり，より健康が増進するものではありません。 1日の摂取目安量を守ってください。 葉酸は，胎児の正常な発育に寄与する栄養素ですが，多量摂取により胎児の発育がよくなるものではありません。

〔消費者庁：食品表示基準における栄養機能食品とは（https://www.caa.go.jp/policies/policy/food_labeling/health_promotion/pdf/food_labeling_cms206_20191126_11.pdf）〕

（2）特定保健用食品

　特定保健用食品は，食品の持つ3次機能に注目し，身体の生理学的機能や生物学的機能に影響を与える保健機能成分を含み，特定の保健の目的で摂取するものに対してその摂取により当該保健の目的が期待できる旨の表示をする食品である。不適切な生活習慣に伴う健康リスクを低減するように工夫された食品であり，健康の維持増進に役立つことが科学的根拠に基づいて認められ，「コレステロールの吸収を抑える」などの表示が許可されている食品である。特定保健用食品は17種類の保健の用途に分けられる（表1-3）。表示されている効果

表1-3　特定保健用食品の種類

1. おなかの調子を整える食品 ・オリゴ糖類を含む食品 ・乳酸菌類を含む食品 ・食物繊維類を含む食品 ・その他の成分を含む食品 ・複数の成分を含む食品 ・条件付き特定保健用食品 2. コレステロールが高めの方の食品 3. コレステロールが高めの方，おなかの調子を整える食品 4. 血圧が高めの方の食品 5. ミネラルの吸収を助ける食品 6. ミネラルの吸収を助け，おなかの調子を整える食品 7. 骨の健康が気になる方の食品（疾病リスク低減）	8. むし歯の原因になりにくい食品と歯を丈夫で健康にする食品と歯ぐきの健康を保つ食品 9. 血糖値が気になり始めた方の食品 10. 血中中性脂肪が気になる方の食品 11. 体脂肪が気になる方の食品と内臓脂肪が気になる方の食品 12. 血中中性脂肪と体脂肪が気になる方の食品 13. 血糖値と血中中性脂肪が気になる方の食品 14. 体脂肪が気になる方，コレステロールが高めの方の食品 15. おなかの調子に気をつけている方，体脂肪が気になる方の食品 16. お腹の脂肪，お腹周りやウエストサイズ，体脂肪，肥満が気になる方の食品 17. 肌が乾燥しがちな方の食品

特定保健用食品
　食生活において特定の保健の目的で摂取をする者に対し，その摂取により当該保健の目的が期待できる旨の表示をする食品

特定保健用食品（疾病リスク低減表示）
　関与成分の疾病リスク低減効果が医学的・栄養学的に確立されている場合，疾病リスク低減表示を認める特定保健用食品（現在は関与成分としてカルシウム及び葉酸がある）

特定保健用食品（規格基準型）
　特定保健用食品としての許可実績が十分であるなど科学的根拠が蓄積されている関与成分について規格基準を定め，消費者委員会の個別審査なく，消費者庁において規格基準への適合性を審査し許可する特定保健用食品

特定保健用食品（再許可等）
　既に許可を受けている食品について，商品名や風味等の軽微な変更等をした特定保健用食品

条件付き特定保健用食品
　特定保健用食品の審査で要求している有効性の科学的根拠のレベルには届かないものの，一定の有効性が確認される食品を，限定的な科学的根拠である旨の表示をすることを条件として許可する特定保健用食品

（消費者庁：健康や栄養に関する表示の制度について）

図1-8　特定保健用食品

や安全性については国が審査を行い，食品ごとに消費者庁長官が許可している。

　2019年10月現在，特定保健用食品として表示許可・承認された食品は1,071品目となっている。

　特定機能食品のマークを図1-8，表示例を図1-9に示した。

(3) 機能性表示食品

　わが国で食品の機能性表示を行うことができるのは，前述の「特定保健用食品（トクホ）」，「栄養機能食品」の2つであり，これ以外の食品に対して機能性表示を行うことはこれまで食品衛生法および健康増進法で禁止されていた。しかし，特定保健用食品は，メーカー側が

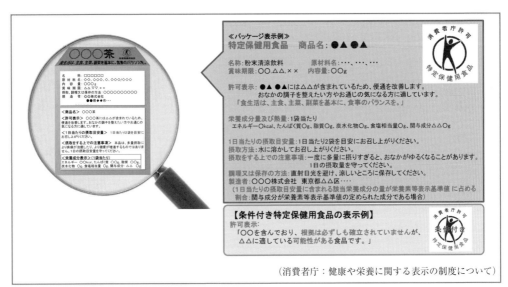

（消費者庁：健康や栄養に関する表示の制度について）

図1-9　特定保健用食品の表示例

許可を取得するまでに費用と時間がかかりすぎるという難点があり，また，栄養機能食品については，対象成分が限定されているなど，制度についての課題が指摘されていた。

　その後，第2次安倍内閣による日本再興戦略の一環として，2013年1月，「国の成長・発展，国民生活の安定・向上および経済活動活性化への貢献」を目的とした規制改革会議が発足した。そして，2013年12月〜2014年7月の全8回にわたり，「食品の新たな機能性表示制度に関する検討会」で議論が行われ，2014年7月，「食品の新たな機能性表示制度に関する検討会報告書」が出された。それに基づき，2015年4月1日から新制度として「機能性表示食品」が始まった。

　同年4月17日，消費者庁は「機能性表示食品」について，届出があった商品を消費者庁のウェブサイト上で公開した。所管官庁は消費者庁，厚生労働省，農林水産省である。

1）機能性表示食品とは

　機能性表示食品とは，疾病に罹患していない者〔未成年，妊産婦（妊娠を計画している者を含む）および授乳婦を除く〕に対し，機能性関与成分によって健康の維持および増進に資する特定の保健の目的（疾病リスクの低減に係るものは除く）が期待できる旨を科学的根拠に基づいて容器包装に表示する食品のことをいう。ただし，特別用途食品，栄養機能食品，アルコールを含有する飲料，ナトリウム・糖分等を過剰に摂取させる食品は除く。

　国の定めるルールに基づき，事業者が食品の安全性と機能性に関する科学的根拠などの必要事項を販売前に消費者庁長官に届け出れば，機能性を表示することができる。特定保健用食品とは異なり，国が食品の安全性と機能性の審査を行ってはいない。

　① 「おなかの調子を整えます」，「脂肪の吸収を穏やかにします」など，特定の保健の目的が期待できる（健康の維持および増進に役立つ）という食品の機能性を表示することが

できる食品である。

②安全性の確保を前提とし，科学的根拠に基づいた機能性が，事業者の責任において表示
　される。

③消費者が誤認することなく商品を選択できるよう，適正な表示などによる情報提供が行
　われる。

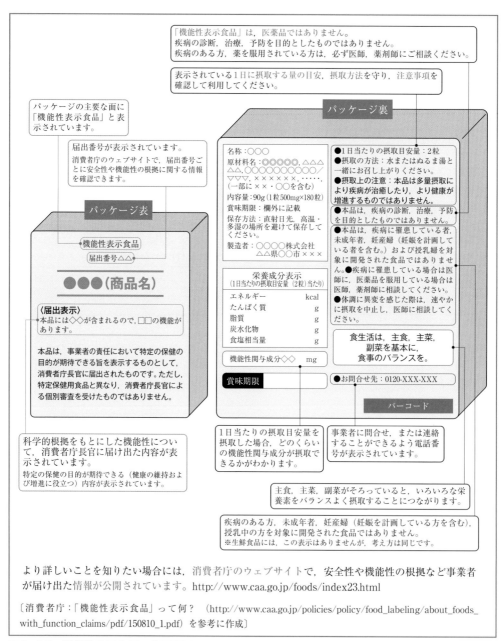

より詳しいことを知りたい場合には，消費者庁のウェブサイトで，安全性や機能性の根拠など事業者
が届け出た情報が公開されています。http://www.caa.go.jp/foods/index23.html

〔消費者庁：「機能性表示食品」って何？　（http://www.caa.go.jp/policies/policy/food_labeling/about_foods_
with_function_claims/pdf/150810_1.pdf）を参考に作成〕

図1-10　機能性表示食品の表示項目

2）機能性表示食品制度の特徴

機能性表示食品の表示における特徴を，図1-10に示す。

①疾病に罹患していない者〔未成年者，妊産婦（妊娠を計画している者を含む）および授乳婦を除く〕を対象とした食品である。

②生鮮食品を含め，すべての食品（一部除く）が対象となる。ただし，特別用途食品（特定保健用食品を含む），栄養機能食品，アルコールを含有する飲料や脂質，コレステロール，糖類（単糖類または二糖類であって，糖アルコールでないものに限る），ナトリウムの過剰摂取につながるものは除く。

③事業者より届け出がある情報は，消費者庁のウェブサイトで公開される。

3）機能性表示食品の動向

2019年10月現在，2,444件の届け出がなされている。届け出の数は増加の一途をたどっている。機能性表示食品は機能性に関する科学的根拠の届け出が必須であるため，消費者にとっては「いわゆる健康食品」とは次元が違う高いレベルの商品を選択でき，また，行政には販売者の情報を保有しているため，トラブルの際，迅速な対応が可能などのメリットがある。

2019年11月7日時点の成分別届出数の上位15品目を表1-4にまとめた。

なお，「機能性」の届け出数では，①中性脂肪，②血糖値，③疲労，④整腸作用，⑤血圧，⑥記憶力が際立って多い。また，「体の部位」の届け出数では，①お腹，②目，③肌，④ひざ，⑤骨と続く。

4）成分別届出数の上位10位の機能性成分の概要と機能性

成分別届出数の上位10品目の概要と特定保健用食品，機能性表示食品として表示しようとする主な機能性をまとめた（国立健康・栄養研究所ホームページ「健康食品素材情報データベース」をもとに作成）。なお，葛の花由来イソフラボンと大豆イソフラボンは同じ成分として扱われているため，9品目となる。

表1-4　成分別届出数上位15品目（2019年11月7日時点）

①難消化性デキストリン	263	⑧大豆イソフラボン	55
②GABA	202	⑨ルテイン	53
③EPA，DHA	150	⑩ビフィズス菌BB536	45
④イチョウ葉フラボノイド配糖体，イチョウ葉テルペンラクトン	91	⑪酢酸	38
⑤葛の花由来イソフラボン	69	⑫γ-アミノ酪酸	37
⑥ヒアルロン酸Na	64	⑫ルテイン，ゼアキサンチン	37
⑦L-テアニン	60	⑭ビルベリー由来アントシアニン	36
		⑮モノグルコシルヘスペリジン	35

（消費者庁：機能性表示食品届出数をもとに作成）

①難消化性デキストリン

○概要

　難消化性デキストリンは，消化されにくいデキストリンの総称名。水に溶けやすく，異臭味がなく，わずかな甘味を持つ。

○特定保健用食品として表示しようとする主な機能性

・難消化性デキストリンが含まれているのでおなかの調子を整える（1日摂取目安量3〜8 g）

・難消化性デキストリンの働きにより，糖の吸収を穏やかにするので，食後の血糖値が気になる方に適している（1日摂取目安量4〜6 g）

・食事から摂取した脂肪の吸収を抑えて排出を増加させる難消化性デキストリンの働きにより，食後の血中中性脂肪の上昇をおだやかにするので，脂肪の多い食事を摂りがちな方，食後の中性脂肪が気になる方の食生活の改善に役立つ（1日摂取目安量5 g）。

○機能性表示食品として表示しようとする主な機能性

・難消化性デキストリンは，食事から摂取した脂肪の吸収を抑えて排出を増加させるとともに，糖の吸収をおだやかにするため，食後の血中中性脂肪や血糖値の上昇をおだやかにすることが報告されている。さらに，おなかの調子を整えることも報告されている。

②GABA（γ-アミノ酪酸）

○概要

　GABAは，甲殻類の神経筋接合部，哺乳類の小脳，脊髄，大脳などに多く存在する非たんぱく質構成アミノ酸である。生体内でL-グルタミン酸の脱炭酸により合成され，脳内で抑制性神経伝達物質として作用する。また，血管収縮作用伝達物質であるノルアドレナリンの分泌を抑制することにより血圧を下げる働きがある。

○特定保健用食品として表示しようとする主な機能性

・「血圧が高めの方に適する」

○機能性表示食品として表示しようとする主な機能性

・GABAは仕事や勉強による一時的な精神的ストレスを緩和する機能があること，血圧が高めの方の健康な血圧をサポートする機能があること，睡眠の質（寝つき，眠りの深さ，すっきりとした目覚め）の向上に役立つ機能があることが報告されている。

③EPA（エイコサペンタエン酸），DHA（ドコサヘキサエン酸）

○概要

　EPAは，炭素数が20，不飽和結合が5個のn-3系（ω3系）の多価不飽和脂肪酸で，イワシなどの青魚の脂肪に含まれる必須脂肪酸の1つである。「動脈硬化，脂質異常症，認知症などの予防や改善によい」，「アトピー，アレルギー等によい」などと言われている。

　DHAは，炭素数が22，不飽和結合が6個のn-3系（ω-3系）の多価不飽和脂肪酸で，主に魚に含まれる必須脂肪酸の1つである。生体内では脳や神経組織，精子などに多く存在し，「動脈硬化，脂質異常症，認知症等の予防や改善によい」，「アトピー，アレルギー等によい」，

「脳の発達によい」,「がんの発生や転移に効果がある」などと言われている。

　米国FDAの限定的健康表示規格においては,サプリメントからの摂取はEPAとDHAを合わせて1日2gを超えないようにとされている。

○特定保健用食品として表示しようとする主な機能性

・「中性脂肪が気になる方に適する」

○機能性表示食品として表示しようとする主な機能性

・中性脂肪を減らす作用のあるEPA,DHAは,中性脂肪が高めの方の健康に役立つこと,中高年の方の加齢に伴い低下する,認知機能の一部である記憶力,注意力,判断力,空間認識力を維持することが報告されている。

④イチョウ葉由来フラボノイド配糖体およびイチョウ葉由来テルペンラクトン

○概要

　イチョウの緑葉の不溶物や有害成分を除いて濃縮したものがイチョウ葉エキスとしてサプリメントなどに用いられる。イチョウ葉エキスの有効成分とされるのが,フラボノイド配糖体とテルペンラクトンである。「血液循環を良くする」,「ボケを予防する」などと言われ,特に記憶能力との関連が注目されている。有害な影響としては,胃腸障害やアレルギー反応,抗凝固薬との併用によって出血傾向が高まることが知られている。

○機能性表示食品として表示しようとする主な機能性

・イチョウ葉由来フラボノイド配糖体およびイチョウ葉由来テルペンラクトンは,認知機能の一部である記憶力(言葉や図形などを覚え,思い出す能力)を維持することが報告されている。

⑤葛の花由来イソフラボン,大豆イソフラボン

○概要

　イソフラボンはダイズ,レッドクローバー,クズ,カンゾウなどのマメ科の植物に多く含まれているフラボノイドの一種である。イソフラボンは,エストロゲンに類似した構造を持ち,受容体に結合して弱い女性ホルモン様作用を示すことから,植物性エストロゲンと呼ばれている。「女性ホルモン様の作用をする」,「骨粗鬆症の予防や更年期障害を軽減する」,「脂質代謝の改善などに有効である」などと言われている。

○特定保健用食品として表示しようとする主な機能性

・「体脂肪が気になる方に適する」(葛の花エキス)

・「骨の健康が気になる方に適する」(大豆イソフラボン)

○機能性表示食品として表示しようとする主な機能性

・葛の花由来イソフラボン(テクトリゲニン類として)には,肥満気味な方の,体重やお腹の脂肪(内臓脂肪と皮下脂肪)やウエスト周囲径を減らすのを助ける機能があることが報告されている。肥満気味な方,BMIが高めの方,お腹の脂肪が気になる方,ウエスト周囲径が気になる方に適した食品である。

・大豆イソフラボンには,骨の成分の維持に役立つ機能があることが報告されている。

⑥ヒアルロン酸ナトリウム

○概要

　ヒアルロン酸は，眼の硝子体成分として発見された高分子多糖であり，粘性が高く，動物の結合組織の成分である。皮膚，腱，筋肉，軟骨，脳，血管などの組織中にも広範に分布している。生体内では細胞接着や細胞の移動などを制御していることが知られている。加齢とともに減少することから関節炎などに対する効果，美肌効果などが期待されており，「関節痛を和らげる」，「美肌効果がある」と言われている。加齢とともに減少することから，関節炎などに対する効果や美肌効果などが期待されている。

○機能性表示食品として表示しようとする主な機能性

・ヒアルロン酸Naには肌の水分を保持し，肌の乾燥を緩和する機能があることが報告されている。

⑦L-テアニン

○概要

　テアニンは，グルタミン酸のエチルアミド誘導体であり，緑茶に含まれるうま味成分の1つである。特に玉露に多く含まれる。精神安定作用が期待され，「リラックス効果がある」，「睡眠を促す」と言われている。

○機能性表示食品として表示しようとする主な機能性

・L-テアニンは睡眠の質をすこやかに改善するとともに，一過性の作業などによるストレス（精神的負担）を和らげる機能が報告されている。

⑧ルテイン

○概要

　ルテインは，植物の緑葉，黄色花の花弁や果実，ホウレンソウ，ケール，トウモロコシ，ブロッコリーなどの野菜，卵黄に多く含まれている。体内ではゼアキサンチンとともに目の網膜中央にある黄斑部に存在し，パソコンやスマートフォンから発せられるブルーライト（青色光）から網膜を保護する働きがあると言われている。「目によい」，「抗酸化作用がある」などと言われている。

○機能性表示食品として表示しようとする主な機能性

・ルテインはブルーライトの光刺激から眼を守る色素成分であり，眼の黄斑色素濃度を高めてコントラスト感度を維持・改善し，眼の調子を整えることが報告されている。

・ルテインは，加齢により減少する網膜の黄斑色素量を維持し，コントラスト感度（色の濃淡を判別する視機能）を改善することが報告されている。

⑨ビフィズス菌BB536

○概要

　ビフィズス菌BB536は健康な乳児から発見された，*Bifidobacterium longum* というヒト

の腸内に存在する種類のビフィズス菌である。一般的なビフィズス菌は酸や酸素に弱いが，ビフィズス菌BB536は他のビフィズス菌に比べて，酸や酸素に強く，製品の中での生菌数が高く，生きたまま大腸に到達することができる菌である。牛乳成分を使用している場合があるので牛乳に対してアレルギーのある患者では注意が必要である。

○特定保健用食品として表示しようとする主な機能性

・「おなかの調子を整える」

○機能性表示食品として表示しようとする主な機能性

・ビフィズス菌BB536には，腸内環境を良好にし，腸の調子を整える機能が報告されている。

（4）現在注目されている健康食品の成分

　健康食品の種類は数多く，大きく2つに分けられる。1つは，「ビタミンC」や「ビタミンD」，「亜鉛」，「鉄」などの日常的な食品からも摂取できる栄養成分を中心とした健康食品であり，もう1つは，機能性に着目した健康食品で，青魚に含まれる「EPA」や「DHA」，抗酸化作用が注目される「コエンザイムQ10」，「イチョウ葉」などである。

　表1-5に主な健康食品の素材をまとめた。

表1-5　健康食品素材の概要

素材名称	概　要
アスタキサンチン	アスタキサンチンはカロテノイドの一種で，主にエビ・カニなど甲殻類，サケ・マスの身，タイ・コイの表皮などに含まれる天然色素の一種である。エビなどの食品中では，一般的にたんぱく質と結合しているため，必ずしも赤色を呈しているとは限らないが，70℃以上に加熱すると，たんぱく質が変性してアスタキサンチンが遊離するため，赤色を呈するようになる。「LDLの酸化を抑制する」，「動脈硬化を改善する」，「糖尿病を予防する」などといわれているが，ヒトでの有効性については信頼できるデータが見当たらない。サプリメントとして摂取した場合の安全性については信頼できるデータが見当たらない。
ウコン	ウコンは，平安時代中期に中国から渡来したショウガ科の植物で，インド，中国，インドネシアおよび他の熱帯の国々で広く栽培されている。一般にウコンという名称がつくものには，ハルウコン（*Curcuma aromatica*），アキウコン（*Curcuma longa*），ムラサキウコン（*Curcuma zedoaria*），ジャワウコン（*Curcuma xanthorrhiza*）があるが，正式な和名のウコンは香辛料として用いられるアキウコン（Curcuma longa）を指す。アキウコンは，「肝臓の機能を高める」といわれ，消化不良に対しては一部にヒトでの有効性が示唆されているが，信頼できるデータは十分ではない。ドイツのコミッションE（ドイツの薬用植物の評価委員会）は，アキウコンの消化機能不全への使用を承認している。安全性については，通常食事中に含まれる量の摂取であれば，おそらく安全と思われるが，過剰または長期摂取では消化管障害を起こすことがある。アキウコンは胃潰瘍または胃酸過多，胆道閉鎖症の人には禁忌とされ，胆石の人は医師に相談する必要がある。
大麦若葉	大麦の若葉には他の緑黄色野菜などに比べてミネラル，ビタミン，酵素などが多く含まれる点で注目され，栄養成分を抽出して，いわゆる「青汁」としたものが流通している。イネ科の大麦，小麦，ライ麦の幼穂形成開始期に草丈20～30 cmのものを採取し，葉，葉柄，茎の全部または一部を搾汁した液を乾燥して調製する。「高血圧を予防する」，「コレステロールを下げる」などといわれる。しかし，その効果は含有する栄養成分から推測されるものであり，大麦若葉そのもののヒトでの有効性・安全性については信頼できるデータが見当たらない。

（次頁に続く）

素材名称	概　要
グルコサミン	グルコサミンは糖の一種で，グルコースにアミノ基（–NH₂）がついた代表的なアミノ糖であり，動物の皮膚や軟骨，甲骨類の殻に含まれている。「関節の動きをなめらかにする」，「関節の痛みを改善する」などといわれ，ヒトでの有効性については，硫酸グルコサミンの摂取が骨関節炎におそらく有効と思われる。ただし，重篤で慢性的な骨関節炎の痛みの緩和に対しては，効果がないことが示唆されている。安全性については，塩酸グルコサミン，硫酸グルコサミンとも適切に摂取すればおそらく安全と思われる。グルコサミン摂取による血糖値，血圧，血中コレステロール値の上昇などが懸念されているので，糖尿病，高脂血症（脂質異常症），高血圧のリスクのある人は注意して利用する必要がある。また，甲殻類海洋生物由来の硫酸グルコサミンは，甲殻類アレルギーの人においてアレルギー反応を誘発する懸念があるので注意する。妊娠中・授乳中は，安全性に関して信頼できる十分な情報が見当たらないため使用を避ける。
黒酢	黒酢は静置発酵法で製造された純玄米酢または純米酢を指し，熟成が進むにつれて黒味が増加しその色調が褐色を呈することから「黒酢」と呼ばれている。黒酢は米，麹，水をそれぞれ2：1：6（容積比率）の割合で仕込み，糖化→アルコール発酵→酢酸発酵と順次進行させて熟成させる。「疲労回復によい」，「血圧を下げる」，「血流を改善する」，「脂質代謝を改善する」と言われているが，ヒトでの有効性については信頼できるデータが十分でない。黒酢を食事以外から一度に過剰摂取すると酢酸成分で歯や胃を荒らすので注意が必要である。
クロレラ	クロレラは淡水に生息する緑藻の1つで，多量の葉緑素や種々の栄養素を含む。「免疫能を向上させる」，「コレステロールや糖質の吸収を抑制する」などといわれているが，ヒトでの有効性については信頼できるデータが見当たらない。安全性については，下痢，疝痛，ガス，吐き気，光過敏症，喘息やアナフィラキシーなどのアレルギー症状を起こすことが報告されている。
コエンザイムQ10	コエンザイムQ10（CoQ10）はユビキノンと呼ばれる脂溶性のビタミン様物質であり，体内でも合成される。「活性酸素の増加を抑制する」などといわれる。ヒトでの有効性については，ミトコンドリア性脳脊髄障害の治療に対しておそらく有効である。安全性については，経口で摂取する場合はおそらく安全である。しかし，授乳中の安全性については十分なデータがないことから摂取を避けた方がよい。CoQ10は血圧に対して影響する可能性があることから降圧薬を併用した場合は，血圧の変動に注意する必要がある。CoQ10は医薬品としても利用されているが，食品として流通しているCoQ10商品は一般的に品質・規格が明確でないため，それらの商品に医薬品と同等の安全性・有効性が期待できるとは限らない。また，食品としての適切な摂取目安量を設定する科学的根拠は，現時点では不十分なため，厚生労働省からは医薬品として用いられる量（1日30 mg）を超えないようにとの通知が出されている。
コンドロイチン硫酸	コンドロイチン硫酸は，軟骨，結合組織，粘液に含まれるムコ多糖類の一種で，動物の細胞外基質に多く存在し，軟骨の場合，乾燥重量の約30％を占める。ナトリウム塩は食品添加物（保水乳化安定剤）として使用が認められている。俗に，「骨の形成を助ける」，「動脈硬化や高血圧を予防する」などといわれている。ヒトでの有効性については，骨関節炎の緩和に対する検討が行われているが，見解が一致しておらず，まれに上腹部痛，吐き気などの副作用がみられる。安全性については，適切に用いれば経口摂取でおそらく安全と思われるが，妊娠中・授乳中の安全性については十分なデータがないので使用は避ける。

素材名称	概　要
ゴマ	ゴマは，世界で広く栽培され，日本でも食用油をはじめとして古くから利用されてきた。また，民間の滋養食として摂取されてきた。最近，ゴマに含まれる抗酸化物質，特にゴマリグナンの存在が注目され，「がんや老化の予防に効果がある」と言われている。ヒトでの有効性については，ゴマリグナンの一種であるセサミンに血清コレステロールを下げる作用があるというデータがある。また，「血圧が高めの方に適する食品」として，ゴマたんぱく質分解物（ゴマペプチド含有）を関与成分とした特定保健用食品が許可されている。安全性については，特に喘息などの既往歴がある場合，ゴマの摂取に伴う過敏症が報告されている。
酢酸	酢酸は強い酸味と刺激臭を持つ脂肪族カルボン酸。生体内でCoA（補酵素A）と結合してアセチルCoA（活性酢酸）として存在し，オキサロ酢酸と反応してクエン酸となってクエン酸回路に入る。アセチルCoAは，コリンやアミノ酸，アミノ糖，リン酸等にアセチル基転移酵素で転移されるほか，脂肪酸やステロイド等の生合成の材料としても使われる。酢酸を主成分とする食酢は，人類最古の調味料といわれて昔から親しまれてきた。「疲労回復によい」，「血圧を下げる」，「血流を改善する」，「脂質代謝を改善する」，「糖代謝を改善する」と言われているが，ヒトでの有効性については信頼できる十分なデータが見当たらない。また，サプリメントのような濃縮物など，食事以外から1度に過剰摂取するときは歯や胃を荒らすので注意が必要である。
シジミ	シジミは，日本各地に生息するシジミガイ科の二枚貝の総称であり，昔から食べられている。シジミには，タウリンやミネラル，ビタミンが多く含まれる。そのエキスが健康食品として用いられ，「肝臓に効く」，「黄疸に効く」といわれているが，ヒトでの有効性については信頼できるデータが見当たらない。エキスとして利用した場合の安全性については，信頼できるデータが見当たらない。C型慢性肝炎の患者は鉄過剰を起こしやすいことから鉄制限食療法が実施され，多くの鉄を含有するシジミはむしろ避けるように指導されている。
スピルリナ	スピルリナは，マイクロアルジェ（微細藻類）と呼ばれる小さな藍藻の一種で，熱帯のアルカリ度の高い湖などに自生している。1970年代に健康食品素材として登場して以来，その栄養面から注目を浴びた植物プランクトンであり，主にたんぱく質やミネラルの優良な供給源とされている。「コレステロールを低下させる」，「体重を減少させる」といわれているが，ヒトでの有効性については信頼できるデータが見当たらない。特に小児は感受性が高いことから，検査されていない製品の摂取は危険である。また，フェニルケトン尿症の症状を悪化させる可能性があるため，既往歴のある人は使用を避けること。妊娠中・授乳中の安全性については十分な情報がないため摂取は避けたほうがよい。
セイヨウオトギリソウ（セントジョーンズワート）	セイヨウオトギリソウはヨーロッパ原産で，アジア，北アフリカに分布する多年草で30～90 cmの高さになる。「うつ状態を改善する」などといわれて，軽度のうつ状態に対しては，一部にヒトでの有効性が示唆されている。ドイツコミッションEモノグラフは，うつ状態に対する使用を承認している。安全性については，光過敏症，睡眠障害，胃腸の不調などの副作用やさまざまな医薬品との相互作用があるため，使用には注意が必要とされている。妊娠中・授乳中の摂取は，危険性が示唆されていることから避ける。
センナ	センナはアフリカ原産でアラビアからインドに分布するマメ科の常緑低木である。生薬のセンナは有効成分としてセンノシドを含み，古くから下剤として便秘の改善とそれに伴う頭痛，のぼせ，肌荒れ，痔の改善などに使用されてきた。ドイツコミッションEモノグラフでは，葉および莢の便秘への使用を承認している。果実・小葉・葉柄・葉軸は医薬品に該当し，食品に使用可能な部位は茎のみである。センノシドを含む葉を腹痛また下痢の場合，妊娠中・授乳中に使用する場合は医療従事者に相談し，長期に使用してはならない。ヒトでの安全性・有効性については，医薬品として用いられる葉についての情報であり，食品としての利用が許可されている茎についての情報は見当たらない。

（次頁に続く）

素材名称	概　要
ナットウ	ナットウは，大豆をナットウ菌により発酵させたもので，ビタミン類などの栄養素を豊富に含んでいる。ナットウそのものや発酵ろ液に含まれる酵素ナットウキナーゼが，俗に，「血栓の溶解に関与する」といわれているが，ヒトでの有効性については信頼できるデータがない。ビタミンK₂は骨たんぱく質の働きや骨形成を促進することから，ビタミンK₂を多く含むナットウが，特定保健用食品として許可されている。また豆鼓（大豆の発酵物）の抽出物は，糖の吸収をおだやかにすることから，その抽出物を関与成分とした特定保健用食品が許可されている。安全性については，ナットウに含まれるビタミンK₂が抗凝固薬（ワルファリン）の作用を弱めることから，併用を避けるべきと報告されている。
ハトムギ（ヨクイニン/ヨクベイ）	ハトムギは中国，インドシナ地方の原産で，日本には古くから渡来した食物である。種子はヨクイニンと呼ばれ，漢方素材としての利用経験が長い。「滋養作用がある」，「美容に役立つ」などといわれているが，ヒトでの有効性については信頼できるデータが見当たらない。安全性については子宮収縮を促進する可能性があるため，妊娠中は使用を避ける。また，授乳中の安全性は十分な情報が見当たらないため過剰摂取は避ける。同属植物であるジュズダマは，生薬のヨクイニンとして混用されているが，主要成分が異なり，注意する必要がある。
プロポリス	プロポリスは，ミツバチが樹木の特定部位（新芽，つぼみ，樹皮など）から採取した樹液や色素などに，ミツバチ自身の分泌液を混ぜてできた巣材である。「抗菌作用がある」，「炎症を抑える」などといわれ，一部でヒトでの有効性が示唆されているが，十分なデータが見当たらない。安全性については，ハチやハチの生産物にアレルギーのある人（特に喘息患者）は使用禁忌であり，外用で用いた場合（化粧品を含む）に接触性皮膚湿疹を起こすことがある。妊娠中・授乳中の安全性については信頼できるデータがないので使用を避ける。
ローヤルゼリー	ローヤルゼリーは，働きバチの喉頭腺から分泌されるミルク状の物質である。ローヤルゼリーは細かい不純物を除去する濾過の工程を経て凍結乾燥などにより調製され，その成分は採取する土地や気候によっても異なる。「体質を改善する」，「免疫能を向上させる」，「若返る」などといわれているが，ヒトでの有効性については信頼できるデータが見当たらない。安全性については，各種アレルギー反応が起こる可能性があり，喘息やアトピーの患者に対しては使用すべきでない。また，安全に関する信頼できるデータが十分ないことから妊娠中・授乳中の使用は避けるべきである。

（国立健康・栄養研究所ホームページ「『健康食品』の素材情報データベース」より引用・改変）

4 健康食品摂取による健康被害

特定保健用食品は国が安全性や有効性を評価しているが，その他の健康食品は，企業の責任のもとに販売されていたり，一般食品と同様に販売されている。そのため，有害な物質が混入されている可能性は否定できない。また，健康食品の過剰摂取も問題となっている。一般食品は過剰に摂取しようとしても，満腹になり摂取できなくなるが，健康食品のうちサプリメントは薬と同様，錠剤やカプセル剤などの形態であるため，過剰摂取が起こりやすい。したがって，特に健康食品を複数摂取している利用者には成分表示を確認してもらい，過剰摂取にならないような指導をアドバイザリースタッフが行っていくべきである。過去に有害物質の混入や過剰摂取による健康被害を起こした健康食品について，表1-6に示す。

また，健康食品素材の中にはアレルギーや肝障害を起こす成分もある。ドラッグストアなどで多く販売されているグルコサミンなどはアレルギー原因物質である「えび・かに」が原料となっていることがあるので，特に注意が必要である。その他，コンドロイチン硫酸や

表1-6　健康食品関連の製品による主な有害事象（医薬品成分の添加事例は除く）

健康食品素材または製品	症　状	原因物質
アマメシバ加工品	閉塞性細気管支炎	海外では食材として摂食経験はあったが，粉末や錠剤等の形態が大量かつ長期の過剰摂取につながり健康被害に関連。アマメシバは未加熱で食べた場合，パパベリンが有害作用を及ぼすと考えられている。
アリストロキア属の植物	腎障害，尿路系のがん	アリストロキア属の植物〔関木通（カンモクツウ），広防已（コウボウイ）など〕には有害なアリストロキア酸が含まれている。
L-トリプトファン	好酸球増多筋痛症候群（EMS）（死亡例あり）	トリプトファン製品中の不純物，トリプトファンの過剰摂取ならびに利用者の体質が被害に関連。
クロレラ	顔，手の皮膚炎	光過敏症の皮膚炎を起こすフェオフォルバイドが製品中に多量に含まれていたことが関連。
ゲルマニウム	腎臓機能障害（死亡例あり）	腎障害を起こす酸化ゲルマニウムを濃縮ソフトカプセルとして過剰に摂取したことが関連。
コンフリー	肝静脈閉塞性疾患など	コンフリーとは，和名ヒレハリソウ。有害なアルカロイドが含まれている。日本では昭和40年代に健康食品として大ブームになり，植えられていたものの一部が野生化。新生児にも胎盤を通じ悪影響がある。
スギ花粉含有製品	アナフィラキシー	スギ花粉症患者が自己判断で花粉症の症状を緩和する目的で利用したことが関連。
タピオカ入りダイエットココナッツミルク	下痢	甘味料のD-ソルビトールの過剰摂取が関連。
中国製のダイエット茶「雪茶」	肝障害	本来の中国茶の飲用方法とは異なった利用法が被害に関連。
ビタミンA	貧血，食欲不振，脱毛，関節痛，骨の弱体化，眼球突出，肝異常，出生時欠損など	ビタミンAは脂溶性のため，摂りすぎると体内に蓄積される。妊娠前3カ月から妊娠3カ月までの間に過剰摂取すると，新生児の先天異常の割合が上昇すると報告されている。
ビタミンD	衰弱，疲労，頭痛，吐き気，嘔吐，下痢，精神状態の変化，血圧上昇，不整脈，腎障害，昏睡など	ビタミンDは脂溶性のため，摂りすぎると体内に蓄積される。
プエラリア・ミリフィカ	女性ホルモン（エストロゲン）様物質を含むことにより，生体内に影響を及ぼす（不正出血，月経不順等） 肝障害がある人の症状が重篤化	プエラリア・ミリフィカには「デオキシミロエストロール」や「ミロエストロール」などの植物性エストロゲンの成分が含まれている。これらが強力なエストロゲン様作用を示すことが関連。
米国ダイエタリーサプリメント（セレン・クロム）	脱毛，筋肉のけいれん，下痢，関節痛など	1回摂取量中に40,800 μgのセレンが検出され，クロムは3,426 μgが検出された。かなり多くのセレン・クロムが入っていることが関連。

（厚生労働省　他：「健康食品による健康被害の未然防止と拡大防止に向けて」などをもとに作成）

表1-7 健康食品素材と摂取に注意すべき利用対象者の組み合わせ

健康食品素材	注意すべき対象者	備考
α-リポ酸	インスリン自己免疫症候群	低血糖発作（有害事例は日本人に多い）
アロエ	妊婦・授乳婦	子宮収縮を促進
	腸閉塞，原因不明の腹痛，虫垂炎，大腸炎，クローン病など腸の炎症を伴う症状，痔疾，腎臓障害	病状の悪化（刺激性瀉下作用があるため）
ウコン	胆石など	病状の悪化
サイリウム	腸に障害のある人	病状の悪化
スギナ	心臓または腎臓の機能不全	病状の悪化
朝鮮ニンジン	血栓症患者，高血圧症	病状の悪化
	乳がん，子宮がん，卵巣がん，子宮内膜症，子宮筋腫	病状の悪化（エストロゲン様作用があると思われるため）
鉄含有量の多い素材	C型慢性肝炎	病状の悪化

(厚生労働省 他：「健康食品による健康被害の未然防止と拡大防止に向けて」より)

ユーカリ，松樹皮抽出物，プロポリス，ローヤルゼリー，サイリウムなどの天然由来成分の原材料がアレルギー症状を起こすこともある。

　健康食品は健康な成人だけでなく，病者，小児，妊産婦，高齢者なども利用する。特に病者，小児，妊産婦，高齢者などは健康被害を起こしやすいため，注意が必要である。表1-7には，健康食品素材と摂取に注意すべき利用対象者の組み合わせを示した。

　健康食品による健康被害については，東京都の「健康食品ナビ」のホームページに「注意が必要な健康食品」のサイトとして公表されているので活用するとよい。

⑤ 特定保健用食品の許可申請

　特定保健用食品は，「食品の保健の効果は個々の食品の組成，成分等を総合的に検討したうえで判断すべきである」という考えから，許可は申請者が提出した商品ごとに，個別審査を行い，総合的に判断したうえで適正と認められたものについて表示の許可が行われる。

　食安発第0201002号（2015年2月1日通知）において，特定保健用食品の許可要件が示されており，許可申請する特定保健用食品は，下記の8点を満たさなければならない。

①食生活の改善が図られ，健康の維持・増進に寄与することが期待できるものであること

②食品または関与する成分について，表示しようとする保健の用途の科学的根拠が医学的，栄養学的に明らかにされていること

③食品または関与する成分の適切な摂取量が医学的，栄養学的に設定できるものであること

④食品または関与する成分が，添付資料等からみて安全なものであること

⑤関与成分について，以下の事項が明らかにされていること

　ア　物理学的，化学的および生物学的性状ならびにその試験方法

　イ　定性および定量試験方法

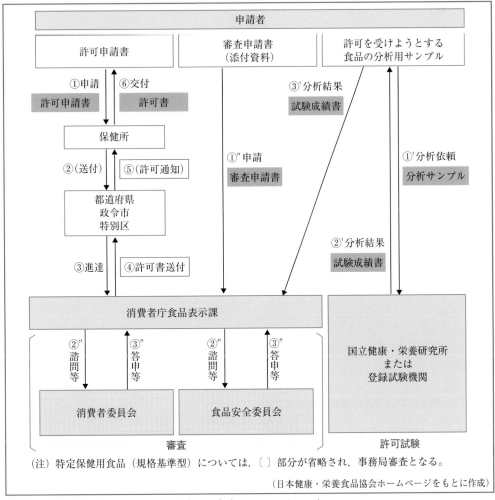

図1-11　特定保健用食品の申請手続き・審査のフローチャート

⑥同種の食品が一般に含有している栄養成分の組成を著しく損なったものではないこと
⑦まれに食べられているものではなく，日常的に食べられている食品であること
⑧食品または関与成分が，専ら医薬品として使用されるものではないこと

　許可を受けようとする者は，製品見本を添え，商品名，原材料の配合割合および当該製品の製造方法，成分分析表，許可を受けようとする特定の保健の用途表示の内容その他内閣府令で定める事項を記載した申請書を，その営業所所在地の保健所，都道府県知事を経由して消費者庁に提出する。申請手続き・審査のフローチャートを図1-11に示す。特定保健用食品の審査手続きの流れは，図1-12に示すように，多くの委員会とのやり取りを繰り返して最後に許可が得られるため，非常に時間がかかる。

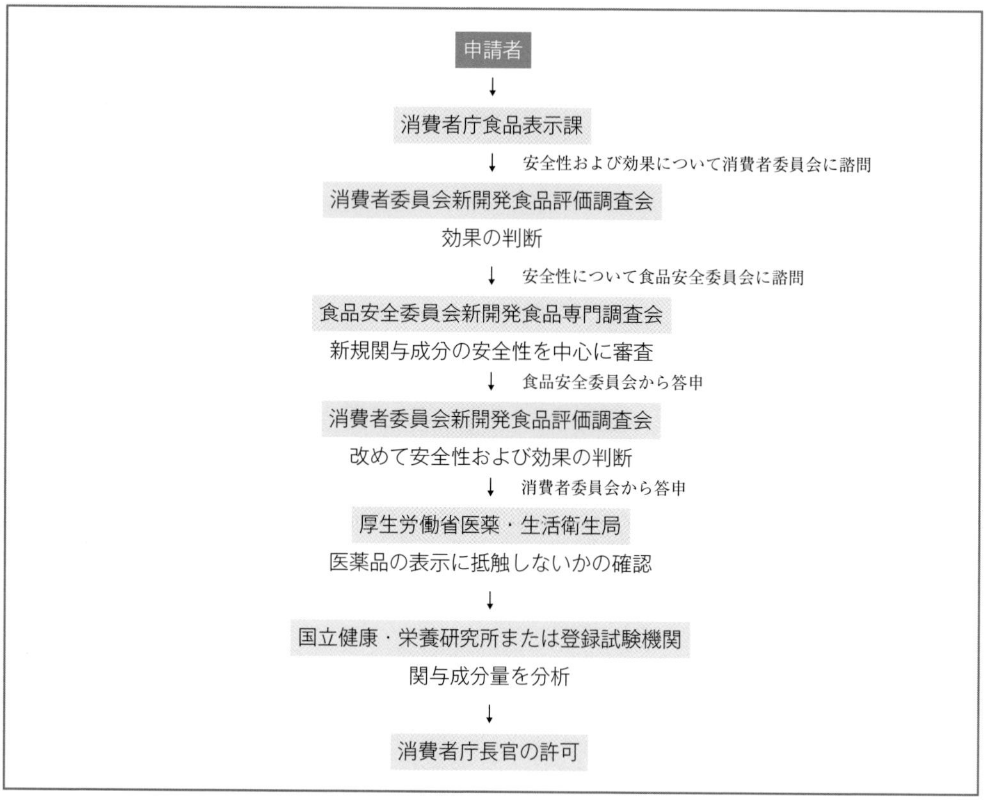

図1-12　特定保健用食品の審査手続きの流れ

⑥ 機能性表示食品の販売に必要な手続き

2015年4月から，事業者が食品の安全性と機能性に関する科学的根拠などの必要な事項を販売前に消費者庁長官に届け出れば，機能性を表示することができるようになっている。これは，生鮮食品を含めすべての食品が対象である。

機能性表示食品は特定保健用食品とは異なり，国が安全性と機能性の審査を行わないため，事業者は自らの責任において，臨床試験または研究レビュー（システマティックレビュー）によって科学的根拠をもとに適正な表示を行う必要がある。機能性を表示する場合，食品表示法に基づく食品表示基準や「機能性表示食品の届出等に関するガイドライン」などに基づいて，届出や容器包装への表示を行う必要がある。機能性表示食品の販売に必要な手続きは図1-13に示した通りである。

健康食品の機能性評価については，前述の通り臨床試験または研究レビューによって科学的根拠を説明する。臨床試験とは，人を対象として，最終製品中の成分または食品の摂取が健康状態などに及ぼす影響について評価する介入研究のことである。研究レビューとは，次のような手順で進められる。

①最終製品または最終製品に含まれる機能性関与成分について，「表示したい機能性」に

④機能性表示食品の販売に必要な手続き

届出を行う前に次のことを確認します。1〜6のすべてを満たしたうえで,届出を行う必要があります。

1. 機能性表示食品の対象食品となるかを判断する

以下のチェック項目に該当するものは,**対象食品とはなりません。**
- □疾病に罹患している者,未成年者,妊産婦（妊娠を計画している者を含む。）,授乳婦を対象に開発された食品
- □機能性関与成分が明確でない食品
- □機能性関与成分が,厚生労働大臣が定める食事摂取基準に基準が定められた栄養素である食品
- □特別用途食品（特定保健用食品を含む。）,栄養機能食品,アルコールを含有する飲料
- □脂質,飽和脂肪酸,コレステロール,糖類（単糖類または二糖類であって,糖アルコールでないものに限る。）,ナトリウムの過剰な摂取につながる食品

2. 安全性の根拠を明確にする

(1)以下のいずれかにより,安全性を評価し,説明できなければなりません。
- □喫食実績による食経験の評価
- □データベースの2次情報などの情報収集
- □最終製品または機能性関与成分における安全性試験の実施

(2)機能性関与成分の相互作用に関する評価を行い,相互作用がある場合は販売の適切性を説明できなければなりません。
- □機能性関与成分と医薬品の相互作用の有無を確認し,相互作用が認められる場合は,販売することの適切性を科学的に説明できること
- □機能性関与成分を複数含む場合,当該成分同士の相互作用の有無を確認し,相互作用が認められる場合は,販売することの適切性を科学的に説明できること

3. 生産・製造および品質の管理体制を整える

生産・製造における衛生管理・品質管理の観点から,安全性が確保できる体制を整え,これを説明しなければなりません。
- □加工食品における製造施設・従業員の衛生管理などの体制／生鮮食品における生産,採取,漁獲などの衛生管理体制
- □規格外製品の流通を防止するための取組の体制
- □機能性関与成分および安全性の担保が必要な成分に関する定量試験の分析方法　など
- ※HACCP,GMPなどに自主的,積極的に取り組むことが望ましい。

4. 健康被害の情報収集体制を整える

健康被害の発生の未然防止および拡大防止のため,情報収集し,報告を行う体制を整備しなければなりません。
- □消費者,医療従事者などから健康被害の報告を受け取るための体制を整えること

5. 機能性の根拠を明確にする

以下のいずれかにより,表示しようとする機能性の科学的根拠が説明できなければなりません。
- □最終製品を用いた臨床試験の実施（特定保健用食品と同等の水準）
- □最終製品または機能性関与成分に関する研究レビュー（システマティックレビュー）

6. 適正な表示を行う

容器包装に適正な表示が行われていなければなりません。
- □食品表示基準,同基準に関する通知度およびQ&A,「機能性表示食品の届出等に関するガイドライン」に基づいて表示すること。

届出

消費者庁による
届出資料の確認　←不備があれば返送

以下の資料をそろえ,消費者庁長官に届け出ます。
(1)当該食品に関する表示の内容
(2)食品関連事業者名および連絡先などの食品関連事業者に関する基本情報
(3)安全性および機能性の根拠に関する情報
(4)生産・製造および品質の管理に関する情報
(5)健康被害の情報収集体制
(6)その他必要な事項

届出番号の受領

消費者庁の
ウェブサイトなどで情報開示

- ●販売を予定する日の60日前までに,届出書および関連する資料を不備なく消費者庁長官に届け出る必要があります。
- ●記載漏れなど,形式上の不備があった場合は,届出書および添付書類が返送されます。
- ●販売して終わりではありません。販売後も健康被害などの情報収集をしっかり行ってください。

届出番号が表示された商品の販売

表示を行うにあたっては,以下の点にご注意ください!

可能な表示は,疾病に罹患していない方の健康の維持・増進に役立つ旨または適する旨の表示に限られています。
- ●「診断」,「予防」,「治療」,「処置」など医学的な表現は使用できません。
- ●治療効果,予防効果を暗示する表示はできません。「糖尿病の方へ」といった特定の疾患の方を対象とした表示もできません。
- ●未成年者,妊産婦（妊娠を計画している者を含む。）,授乳婦に対し,機能性を訴求するような表示はできません。
- ●肉体改造,増毛,美白など意図的な健康の増強を標ぼうするような表現はできません。
- ●科学的な根拠に基づき十分に説明できない機能性に関する表現はできません。

表示事項に問題がある場合,罰則の対象にも…
- ●食品表示基準に基づいた表示を行っていない場合,食品表示法違反として,食品表示法の指示や命令のほか,罰則の対象となる可能性があります。
- ●科学的根拠情報の範囲を超えた表示事項は,不当景品類および不当表示防止法（景表法）の不当表示または健康増進法の虚偽誇大広告に該当するおそれがあります。

このページに記載している手続きは「機能性表示食品」制度の概略をお示ししたものです。実際に届出を行う場合には,「機能性表示食品の届出等に関するガイドライン」ならびに食品表示基準などをご覧ください。

（消費者庁:「機能性表示食品」制度がはじまります!　商品の開発・販売を考える前に）

図1-13　機能性表示食品の販売に必要な手続き

表1-8 研究レビューをする際の主な注意事項

1. 査読つきの研究論文で，機能性が確認されていること
   学会発表の内容だけでは不可／有識者の講演や談話などは不可／新聞，雑誌などの記事，学説，起源や由来などは不可。
2. 人を対象とした臨床試験や観察研究で，機能性が確認されていること
   動物や細胞レベルの実験では不可／サプリメント形状の食品を販売しようとする場合は観察研究は不可。
3. 販売対象とする人と年齢，性別，人種などの観点から著しく異なる属性の人だけを対象としていないこと
4. 機能性関与成分に関する研究レビューを行う場合，当該研究レビューに係る成分と最終製品に含まれる成分の同等性について考察されていること
5. 研究レビューは，信頼性を確保するため，専門知識を持った複数の人で実施すること
6. 著作権法に抵触していないこと

(消費者庁：「機能性表示食品」制度がはじまります！ 商品の開発・販売を考える前に)

関する臨床試験や観察研究などの研究論文が登録されているデータベースを用いて，研究レビューの実施者があらかじめ設定した方法で論文を抽出する。機能性に関して，肯定的な論文だけを意図的に抽出することは認められない。

②抽出されたすべての論文について，最終製品の特性および対象者，表示しようとする機能性との適合度などの観点から論文を絞り込み，これらの論文で最終製品または機能性関与成分に「機能性がある」と認められているのか，もしくは認められていないのかを分類していく。

③肯定的・否定的・不明瞭な結果をすべて併せて，最終製品または機能性関与成分に「機能性がある」と認められるかどうかについて，総合的に判断する。

④研究レビューについては他の人にも再現できるよう，使用したデータベース，論文を検索する時に用いたキーワード，論文の採否条件，不採用とした論文名など，すべてのプロセスについて詳細に届出を行う必要がある。

　研究レビューの実施手順については，考え方の例が「機能性表示食品の届出等に関するガイドライン」に示されているので，参考にするとよい。主な注意事項について表1-8に示す。

理解度確認問題

問題1　わが国の健康寿命についての見解で正しいのはどれか。

1. 2016年度では平均寿命との差は男性で12.35年，女性で8.84年の差がある。
2. スマート・ライフ・プロジェクトにおける食生活のアクションではプラス100gの野菜をと呼びかけている。
3. 厚生労働省は「2040年までに男女ともに3年以上延伸する」ことを打ち出した。
4. 改訂された食生活指針では指針に沿った食生活を送るための12項目が示されている。
5. 「健康日本21」における健康増進に関する基本方針の1つに，「健康を支え，守るための法の整備」を掲げている。

問題2　食品の機能について誤っているのはどれか。

1. 1次機能は栄養機能である。
2. 2次機能は感覚機能である。
3. 3次機能は生体調節機能である。
4. 「機能性食品」は2次機能である。
5. 食品の持つ特有な味や香りは2次機能である。

問題3　特別用途食品に含まれないのはどれか。

1. 特定保健用食品
2. 栄養機能食品
3. 乳児用食品
4. 妊産婦用食品
5. 病者用食品

問題4　栄養機能性食品で，機能に関する表示を行うことができる栄養成分はどれか。

1. 脂肪酸……………………n-6系脂肪酸
2. 脂肪酸……………………n-3系脂肪酸
3. ミネラル…………………リン
4. ミネラル…………………ナトリウム
5. ミネラル…………………ヨウ素

問題5　特定保健用食品の種類に含まれないのはどれか。

1. 髪の毛が薄くなり始めたことが気になる方の食品
2. 血糖値が気になり始めた方の食品
3. 血中中性脂肪が気になる方への食品

4. おなかの調子に気をつけている方，体脂肪が気になる方の食品

5. 肌が乾燥しがちな方の食品

問題6　機能性表示食品制度の特徴について正しいのはどれか。

1. 疾病に罹患している方も対象とした食品である。

2. 生鮮食品は対象外である。

3. 届け出された情報は消費者庁のウェブサイトで公開される。

4. 特別用途食品は含まれる。

5. 栄養機能食品は含まれる。

問題7　栄養機能食品成分のビタミンB_{12}に認められている表示はどれか。

1. 正常な血液凝固能を維持する栄養素である。

2. 赤血球の形成を助ける栄養素である。

3. 夜間の視力の維持を助ける栄養素である。

4. 抗酸化作用を持つ栄養素である。

5. 骨の形成を助ける栄養素である。

問題8　GABAが機能性食品として表示しようとする主な機能性はどれか。

1. 血圧が高めの方の健康な血圧をサポートする

2. おなかの調子をととのえる

3. 血糖上昇をおだやかにする

4. 中性脂肪が気になる方に適する

5. 記憶力を維持する

**問題9　特定保健用機能食品を許可申請するにあたり，満たさなければならない条件
　　　　として正しいのはどれか。**

1. 食品または関与する成分について，保健の用途の根拠が医学的にのみ明らかにされていること。

2. 関与成分についての定量試験方法

3. 関与成分についての物理学的，化学的および生物学的性状並びにその試験方法

4. 日常的に食べられる食品だけでなく，まれに食べられる食品も含まれる。

5. 食品または関与成分が，専ら医薬品として使用されるものも含まれる。

問題10　機能性表示食品の販売に必要な手続きについて誤っているのはどれか。

1. 機能性表示食品の対象食品となるかを判断する。

2. 安全性の根拠を明確にする。

3. 生産・製造および品質の管理体制を整える。

4. 健康被害に関しては参考文献を整える。

5. 機能性の根拠を明確にする。

解答

問題1 〈解答〉3

1. 平均寿命との差は男性で8.84年，女性で12.35年以上の差がある。

2. プラス70gの野菜をと呼びかけている。

4. 10項目が掲げられている。

5. 健康を支え，守るための社会環境の整備

問題2 〈解答〉4

4. 「機能性食品」は3次機能である。

問題3 〈解答〉2

特別用途食品には，病者用食品，妊産婦・授乳婦用粉乳，乳児用調製粉乳および嚥下困難者用食品，特定保健用食品がある。

問題4 〈解答〉2

1. 脂肪酸はn-3系脂肪酸のみである。

3〜5 ミネラルでは亜鉛，カリウム，カルシウム，鉄，銅，マグネシウムの6種である。

問題5 〈解答〉1

2〜5 は疾病リスク低減表示されているが，1はされていない。

問題6 〈解答〉3

1. 疾病に罹患していない方を対象とした食品である。

2. 生鮮食品も対象となる。

4. 特別用途食品は含まれない。

5. 栄養機能食品は含まれない。

問題7 〈解答〉2

ビタミンB_{12}は，「赤血球の形成を助ける栄養素である」と栄養機能表示がされている。

1. 正常な血液凝固能を維持するのはビタミンK

   3. 夜間の視力の維持を助けるのはビタミンA

   4. 抗酸化作用を持つのはビタミンC，ビタミンE

   5. 骨の形成を助けるのはビタミンD

問題8 〈解答〉1

   GABA（γ-アミノ酪酸）は血圧調節が目的である。

   2. おなかの調子をととのえる機能は難消化性デキストリン

   3. 血糖上昇をおだやかにするのは難消化性デキストリン

   4. 中性脂肪が気になる方に適するのはEDA・DHA

   5. 骨の形成を助けるのは葛の花由来のイソフラボン，大豆イソフラボン

問題9 〈解答〉3

   1. 保健の用途の根拠が医学的のみならず栄養学的に明らかにされていること。

   2. 定量試験のみならす定性試験方法も含まれる。

   4. まれに食べられているものは含まれない。

   5. 専ら医薬品として使用されるものは含まれない。

問題10 〈解答〉4

   健康被害の情報収集体制を整えることが必要である。

第2章

食品の表示

1 食品表示法と食品の区分

　食品表示法は，2013年に制定された。この法律は，食品に関する表示が食品を摂取する際の安全性の確保および自主的かつ合理的な食品の選択の機会の確保に関し重要な役割を果たしていることに鑑み，販売の用に供する食品に関する表示について，基準の策定その他の必要な事項を定めることにより，その適性を確保し，もって一般消費者の利益の増進を図るとともに，食品衛生法，健康増進法およびJAS法による措置と相まって，国民の健康の保護および増進ならびに食品の生産および流通の円滑化ならびに消費者の需要に即した食品の生産の振興に寄与することを目的とする（第1条）。

　食品の表示について一般的なルールを定めている法律は，これまで食品衛生法，健康増進法，JAS法の3法があったが，この3法の食品表示に関する規定を統合したものが，2013年6月に制定された食品表示法であり，これによって包括的かつ一元的な食品表示制度が実現した。

　食品表示法は2015年4月からスタートし，「加工食品」と「添加物」は5年間，「生鮮食品」は1年6カ月の経過措置期間が設けられた。2020年3月には加工食品と添加物の経過措置期間が終了することになっている。

(1) 生鮮食品

　生鮮食品とは，加工食品および添加物以外の飲食物としてJAS法の生鮮食品品質表示基準に定めるものをいう（表2-1）。生鮮食品に必要な表示事項は，「名称」と「原産地」の2点である。

- ・名称：その内容を表す一般的な名称を記載すること
- ・原産地：農産物にあっては，国産品は都道府県名，輸入品は原産国名を記載する。畜産物にあっては，国産品は国産，輸入品は原産国名を記載する。水産物にあっては，国産は生産した水域の名称または地域名，輸入品は原産国名を記載するほか，冷凍したものを解凍したものである場合は「解凍」，養殖されたものである場合は「養殖」と表示する。

1) 生鮮食品で食品表示法によって加工食品になったもの

①農産物

- ・加熱処理などを行った場合：たけのこ水煮，ふき水煮，水煮のわらび・ぜんまい等
- ・日干しなどの乾燥を行った場合：乾しいたけ，干しぶどう等

表2-1　生鮮食品品質表示基準

1　農産物（きのこ類，山菜類及びたけのこを含む。）	2　畜産物
(1)米穀（収穫後調整，選別，水洗い等を行ったもの，単に切断したもの及び精麦又は雑穀を混合したものを含む。） 玄米・精米	(1)肉類（単に切断，薄切り等したもの並びに単に冷蔵及び冷凍したものを含む。） 牛肉，豚肉及びいのしし肉，馬肉，めん羊肉，やぎ肉，うさぎ肉，家きん肉，その他の肉類
(2)麦類（収穫後調整，選別，水洗い等を行ったもの及び単に切断したものを含む。） 大麦，はだか麦，小麦，ライ麦，えん麦	(2)乳 牛乳，生やぎ乳，その他の乳
(3)雑穀（収穫後調整，選別，水洗い等を行ったもの及び単に切断したものを含む。） とうもろこし，あわ，ひえ，そば，きび，もろこし，はとむぎ，その他の雑穀	(3)食用鳥卵（殻付きのものに限る。） 鶏卵，アヒルの卵，うずらの卵，その他の食用鳥卵
(4)豆類（収穫後調整，選別，水洗い等を行ったもの及び単に切断したものを含み，未成熟のものを除く。） 大豆，小豆，いんげん，えんどう，ささげ，そら豆，緑豆，落花生，その他の豆類	(4)その他の畜産食品（単に切断，薄切り等したもの並びに単に冷蔵及び冷凍したものを含む。）
(5)野菜（収穫後調整，選別，水洗い等を行ったもの，単に切断したもの及び単に冷凍したものを含む。） 根菜類，葉茎菜類，果菜類，香辛野菜及びつまもの類，きのこ類，山菜類，果実的野菜，その他の野菜	3　水産物〔ラウンド，セミドレス，ドレス，フィレー，切り身，刺身（盛り合わせたものを除く。），むき身，単に冷凍及び解凍したもの並びに生きたものを含む。〕
(6)果実（収穫後調整，選別，水洗い等を行ったもの，単に切断したもの及び単に冷凍したものを含む。） かんきつ類，仁果類，核果類，しょう果類，穀類，熱帯性及び亜熱帯性果実，その他の果実	(1)魚類 淡水産魚類，さく河性さけ・ます類，にしん・いわし類，かつお・まぐろ・さば類，あじ・ぶり・しいら類，たら類，かれい・ひらめ類，すずき・たい・にべ類，その他の魚類
(7)その他の農産食品（収穫後調整，選別，水洗い等を行ったもの，単に切断したもの及び単に冷凍したものを含む。） 糖料作物，こんにゃくいも，未加工飲料作物，香辛料原材料，他に分類されない農産食品	(2)貝類 しじみ・たにし類，かき類，いたやがい類，あかがい・もがい類，はまぐり・あさり類，ばかがい類，あわび類，さざえ類，その他の貝類
	(3)水産動物類 いか類，たこ類，えび類，いせえび・うちわえび・ざりがに類，かに類，その他の甲かく類，うに・なまこ類，かめ類，その他の水産動物類
	(4)海産ほ乳動物類 鯨，いるか，その他の海産ほ乳動物類
	(5)海藻類 こんぶ類，わかめ類，のり類，あおさ類，寒天原草類，その他の海藻類

〔食品表示基準における「生鮮食品」と「加工食品」の整理について，2014年1月24日消費者庁食品表示企画（http://www.cao.go.jp/consumer/kabusoshiki/syokuhinhyouji/doc/s140124_shiryou2.pdf）〕

②畜産物

- ・調味した場合：焼肉のタレに漬けた味つけカルビ，生姜焼きのタレをかけた豚肉等
- ・衣をつけた場合：豚カツ用の豚肉，唐揚げ用鶏肉等
- ・表面をあぶった場合：牛たたき（生食用食肉の規格基準を満たすもの）等

③水産物

- ・加熱処理などを行った場合：むき身あさり（加熱），ゆでえび，蒸したこ，うなぎ蒲焼き等
- ・塩蔵などを行った場合：いくらしょうゆ漬け，塩たらこ，塩蔵わかめ（塩抜き含む）等
- ・水分調整などの目的で日干し等の乾燥を行った場合：ひもの

・酢などで加工した場合：しめさば（酢などに漬けた生鮮魚介類）

表2-2　加工食品品質表示基準

1　麦類 　　精麦	13　その他の農産加工品 　　こんにゃく，その他1から12に掲げるものに分類されない農産加工食品
2　粉類 　　米粉，小麦粉，雑穀粉，豆粉，いも粉，調整穀粉，その他の粉類	14　食肉製品 　　加工食肉製品，鳥獣肉の缶・瓶詰，加工鳥獣肉冷凍食品，その他の食肉製品
3　でん粉 　　小麦でん粉，とうもろこしでん粉，甘しょでん粉，馬鈴しょでん粉，タピオカでん粉，サゴでん粉，その他のでん粉	15　酪農製品 　　牛乳，加工乳，乳飲料，練乳及び濃縮乳，粉乳，はっ酵乳及び乳酸菌飲料，バター，チーズ，アイスクリーム類，その他の酪農製品
4　野菜加工品 　　野菜缶・瓶詰，トマト加工品，きのこ類加工品，塩蔵野菜（漬物を除く。），野菜漬物，野菜冷凍食品，乾燥野菜，野菜つくだ煮，その他の野菜加工品	16　加工卵製品 　　鶏卵の加工製品，その他の加工卵製品 17　その他の畜産加工品 　　はちみつ，その他14から16に分類されない畜産加工食品
5　果実加工品 　　果実缶・瓶詰，ジャム・マーマレード及び果実バター，果実漬物，乾燥果実，果実冷凍食品，その他の果実加工品	18　加工魚介類 　　素干魚介類，塩干魚介類，煮干魚介類，塩蔵魚介類，缶詰魚介類，加工水産物冷凍食品，練り製品，その他の加工魚介類
6　茶，コーヒー及びココアの調製品 　　茶，コーヒー製品，ココア製品	19　加工海藻類 　　こんぶ，こんぶ加工品，干のり，のり加工品，干わかめ類，干ひじき，干あらめ，寒天，その他の加工海藻類
7　香辛料 　　ブラックペッパー，ホワイトペッパー，レッドペッパー，シナモン（桂皮），クローブ（丁子），ナツメグ（肉ずく），サフラン，ローレル（月桂葉），パプリカ，オールスパイス（百味こしょう），さんしょう，カレー粉，からし粉，わさび粉，しょうが，その他の香辛料	20　その他の水産加工食品 　　その他18及び19に分類されない水産加工食品 21　調味料及びスープ 　　食塩，みそ，しょうゆ，ソース，食酢，うま味調味料，調味料関連製品，スープ，その他の調味料及びスープ
8　めん・パン類 　　めん類，パン類	22　食用油脂 　　食用植物油脂，食用動物油脂，食用加工油脂
9　穀類加工品 　　アルファー化穀類，米加工品，オートミール，パン粉，ふ，麦茶，その他の穀類加工品	23　調理食品 　　調理冷凍食品，チルド食品，レトルトパウチ食品，弁当，そうざい，その他の調理食品
10　菓子類 　　ビスケット類，焼き菓子，米菓，油菓子，和生菓子，洋生菓子，半生菓子，和干菓子，キャンデー類，チョコレート類，チューインガム，砂糖漬菓子，スナック菓子，冷凍，その他の菓子類	24　その他の加工食品 　　イースト及びふくらし粉，植物性蛋白及び調味植物性蛋白，麦芽及び麦芽抽出物並びに麦芽シロップ，粉末ジュース，その他21から23に分類されない加工食品
11　豆類の調製品 　　あん，煮豆，豆腐・油揚げ類，ゆば，凍り豆腐，納豆，きなこ，ピーナッツ製品，いり豆類，その他の豆類の調製品	25　飲料等 　　飲料水，清涼飲料，氷，その他の飲料
12　砂糖類 　　砂糖，糖みつ，糖類	

〔食品表示基準における「生鮮食品」と「加工食品」の整理について，2014年1月24日消費者庁食品表示企画（http://www.cao.go.jp/consumer/kabusoshiki/syokuhinhyouji/doc/s140124_shiryou2.pdf）〕

(2) 加工食品

　加工食品とは製造（その原料を使用したものとは本質的に異なる新たなものを作り出すこと）または加工（あるものを材料としてその本質を保持させつつ，新しい属性を付加すること）された飲食物としてJAS法の加工食品品質表示基準に定めるものをいう（表2-2）。

　加工食品に必要な表示事項は「名称」，「原材料名」，「内容量」，「賞味（消費）期限」，「保存方法」，「製造業者等の氏名または住所」の6点である。

(3) 食品添加物

　食品添加物とは食品の製造の過程において，または食品の加工もしくは保存の目的で，食品に添加，混和，湿潤その他の方法によって使用するもの（食品衛生法第4条第2項に規定されるもの）をいう。

　食品添加物の安全性と有効性を確認し厚生労働大臣が指定した指定添加物463品目（2019年6月6日改正まで）である。

2 加工食品の表示

(1) 国内で製造された加工食品の表示

　消費者に販売されている加工食品のうち，パックや缶，袋などに包装されているものには，名称，原材料名，添加物，原料原産地名，内容量，賞味期限，保存方法，製造者などが表示される（図2-1）。輸入品には原産国名や輸入者等も表示されている。このほかに，個々の品目の特性により，表示されている事項もある（食品表示基準第3条，第4条）。

1）原材料名と添加物の見方

　食品表示基準では，「原材料名」と「添加物」をそれぞれの事項名ごとに表示するか，あるいは原材料名欄に原材料と添加物を明確に区分して表示することになった。

①原材料名と添加物をそれぞれ事項名ごとに表示する例

原材料名	いちご，砂糖
添加物	ゲル化剤（ペクチン），酸化防止剤（ビタミンC）

②原材料名に原材料と添加物を区分して表示する場合

（例1）スラッシュで区分して表示

原材料名	いちご，砂糖／ゲル化剤（ペクチン），酸化防止剤（ビタミンC）

（例2）改行して表示

原材料名	いちご，砂糖 ゲル化剤（ペクチン），酸化防止剤（ビタミンC）

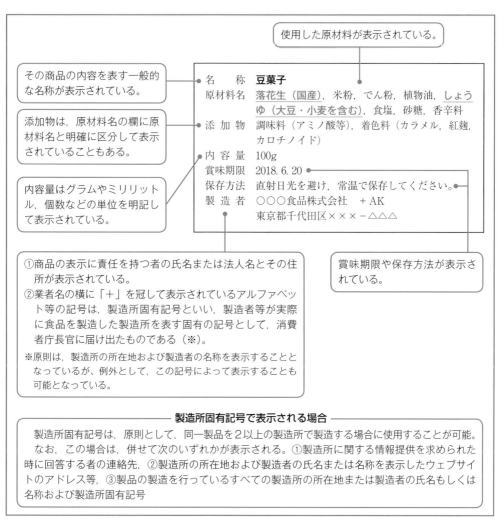

その商品の内容を表す一般的な名称が表示されている。

使用した原材料が表示されている。

添加物は, 原材料名の欄に原材料名と明確に区分して表示されていることもある。

内容量はグラムやミリリットル, 個数などの単位を明記して表示されている。

```
名    称  豆菓子
原材料名  落花生（国産）, 米粉, でん粉, 植物油, しょう
         ゆ（大豆・小麦を含む）, 食塩, 砂糖, 香辛料
添加物    調味料（アミノ酸等）, 着色料（カラメル, 紅麹,
         カロチノイド）
内容量    100g
賞味期限  2018.6.20
保存方法  直射日光を避け, 常温で保存してください。
製造者    ○○○食品株式会社  ＋AK
         東京都千代田区×××−△△△
```

①商品の表示に責任を持つ者の氏名または法人名とその住所が表示されている。
②業者名の横に「＋」を冠して表示されているアルファベット等の記号は, 製造所固有記号といい, 製造者等が実際に食品を製造した製造所を表す固有の記号として, 消費者庁長官に届け出たものである（※）。
※原則は, 製造所の所在地および製造者の名称を表示することとなっているが, 例外として, この記号によって表示することも可能となっている。

賞味期限や保存方法が表示されている。

―――製造所固有記号で表示される場合―――
　製造所固有記号は, 原則として, 同一製品を2以上の製造所で製造する場合に使用することが可能。なお, この場合は, 併せて次のいずれかが表示される。①製造所に関する情報提供を求められた時に回答する者の連絡先, ②製造所の所在地および製造者の氏名または名称を表示したウェブサイトのアドレス等, ③製品の製造を行っているすべての製造所の所在地または製造者の氏名もしくは名称および製造所固有記号

図2-1　加工食品の表示（国内で製造されたもの）

（例3）別欄に表示

原材料名	いちご, 砂糖
	ゲル化剤（ペクチン）, 酸化防止剤（ビタミンC）

・原材料は最も一般的な名称で, 使用した重量の割合の高い順に表示されている。
・添加物は使用した重量の割合の高い順に表示されており, その表示方法は大きく次の3つに分類されている。
　　a　物質名：物質名は, 定められた簡略名（例：塩化カルシウム→塩化Ca）や, 類別名（例：香辛料抽出物→香辛料, スパイス）による表示も認められている。
　　b　用途名：使用の目的・用途を併せて表示する〔例：甘味料（キシリトール）, 着色料（β-カロテン）, 保存料（ソルビン酸）等〕

c　一括名：同様の機能・効果を有するものを一括表示する〔例：香料，酸味料，pH
　　　　調整剤，乳化剤等〕

・原材料や添加物の中にアレルゲンを含む食品の表示例の中に赤字で表示されている食品）
　が使用されている場合には，その旨が表示されている（図2-1）。

2）アレルゲンを含む食品の原材料表示

　近年，特定の食物が原因でアレルギー症状を起こす人が増え，重篤なアナフィラキシー
ショックを起こす人も年々増加している。食品による健康被害を防止するため，容器包装さ
れた加工食品にはアレルゲンを表示している。

①個別で表示される場合

　個々の原材料や添加物ごとに，アレルゲンを表示する方法で，（〜を含む）等と表示され
る。どの原材料に何のアレルゲンが含まれているかがわかる。

> 名　　称：洋菓子
> 原材料名：小麦粉（国内製造），砂糖，植物油脂（大豆を含む），鶏卵，アーモンド，バター，異性化
> 　　　　　液糖，脱脂粉乳，洋酒，でん粉
> 添 加 物：ソルビトール，膨張剤，香料，乳化剤（大豆由来），着色料（カラメル，カロテン），酸化
> 　　　　　防止剤（ビタミンE，ビタミンC）

（注）下線部はアレルゲンに関するもの。アレルゲンは添加物にも表示されている

②一括で表示される場合

　加工食品に使われているアレルゲンを，原材料名等の最後にまとめて表示する方法。

> 名　　称：洋菓子
> 原材料名：小麦粉（国内製造），砂糖，植物油脂，鶏卵，アーモンド，バター，異性化液糖，脱脂粉乳，
> 　　　　　洋酒，でん粉，（一部に小麦・大豆・卵・乳成分を含む）
> 添 加 物：ソルビトール，膨張剤，香料，乳化剤，着色料（カラメル，カロテン），酸化防止剤（ビタ
> 　　　　　ミンE，ビタミンC），（一部に大豆を含む）

（注）下線部はアレルゲンに関するもの。

③表示が省略される場合

　同じアレルゲンが何度も出てくる場合は，2度目以降は省略されることもある。

●省略しない表示例

> 名　　称：肉だんご
> 原材料名：豚肉（国産），ゼラチン，食塩，砂
> 　　　　　糖，しょうゆ（大豆・小麦を含む），
> 　　　　　香辛料（小麦を含む），酵母エキス
> 添 加 物：調味料（アミノ酸等）

●省略した表示例

> 名　　称：肉だんご
> 原材料名：豚肉（国産），ゼラチン，食塩，砂
> 　　　　　糖，しょうゆ（大豆・小麦を含む），
> 　　　　　香辛料，酵母エキス
> 添 加 物：調味料（アミノ酸等）

（注）香辛料にも小麦が含まれているが，しょうゆに「小麦」と表示しているので，香辛料の小麦は省略されている

3）消費期限と賞味期限

①消費期限

　定められた方法により保存した場合において，腐敗，変敗その他の品質の結果に伴い安全性に欠くこととなる恐れがないと認められる期限を示す年月日をいう。弁当や洋生菓子など長くは保存がきかない食品に表示してあり，開封していない状態で，表示されている保存方法に従って保存した時に，食べても安全な期限を示している。

②賞味期限

　定められた方法により保存した場合において，期待されるすべての品質の保持が十分に可能であると認められる期限を示す年月日をいう。ただし，当該期限を超える場合であっても，これらの品質が保持されていることがあるものとする。ハム・ソーセージやスナック菓子，缶詰など冷蔵や常温で保存がきく食品に表示してあり，開封していない状態で，表示されている保存方法に従って保存した時に，おいしく食べられる期限を示している。

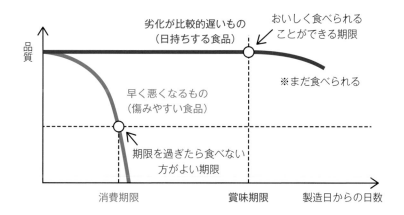

（2）国内で製造された加工食品に対する原料原産地名の表示

　国内で製造された加工食品には原料原産地名が表示されている（図2-2）。

　産地が表示されるもの：すべての加工食品（外食，容器包装に入れずに販売する場合，作ったその場で販売する場合及輸入品は対象外）の1番多い原材料

　表示方法：「国別重量順表示」，「又は表示」，「大括り表示」

○国別重量順の表示（原則表示）
◆1番多い原材料が生鮮食品であるもの | 産地が表示される

> 1番多い原材料が生鮮食品の場合は，その産地が表示されている。2カ国以上の産地の原材料を使用している場合は，使用割合が高い順に国名が表示される

名　　　称	ウインナーソーセージ
原材料名	豚肉（アメリカ産，国産），豚脂肪…

◆1番多い原材料が加工食品であるもの | 製造地が表示される

> 1番多い原材料が加工食品の場合は，原則としてその製造地が「○○製造」と表示される。ただし，1番多い原材料（加工食品）に使われた1番多い生鮮食品の産地がわかっている場合には「○○製造」の代わりに，その生鮮食品の産地が表示されることもある

名　　　称	チョコレートケーキ
原材料名	チョコレート（ベルギー製造），小麦粉…

（ベルギー製造）の意味
チョコレートがベルギーで作られたことを意味する。ベルギー産のカカオ豆を使用してるという意味ではない。

○国別重量順表示が難しい場合の表示
(1)「又は表示」

> 「アメリカ産又は国産」の意味
> 「アメリカ産」と「国産」以外の国の原材料は使用されていない。過去の使用実績等では「アメリカ産」の方が「国産」よりも多く使用されていることを示している

名　　　称	ウインナーソーセージ
原材料名	豚肉（アメリカ産又は国産），豚脂肪…

※豚肉の産地は，令和○年の使用実績順

(2)「大括り表示」

> （輸入）の意味
> 3カ国以上の外国の産地の原材料が使用されている。国産の原材料は使用されていない

名　　　称	ウインナーソーセージ
原材料名	豚肉（輸入），豚脂肪，たん白加水分解物…

図2-2　国内で製造された原料原産地名の表示

(3) 輸入された加工食品の原産国名の表示（図2-3）

> 輸入された加工食品には，名称や原材料名等の事項のほかに，原産国名が表示されている。原産国名は，そのまま販売可能な形態で輸入される商品のほか，国内で小袋に包装し直して販売される商品等にも表示されている

種　類　別	ナチュラルチーズ
原材料名	乳，食塩
原料乳の種類	
内　容　量	125g
賞味期限	2018.6.20
保存方法	要冷蔵（10℃以下）
原産国名	ニュージーランド
輸入者	○○食品株式会社 神奈川県横浜市中区○○町○－○

> 飲食に供する際に加熱が必要なものには「種類別　ナチュラルチーズ」の次に加熱が必要な旨が表示されている

輸入品には輸入者が表示されている。国内で小袋に包装し直した商品は，包装し直した者が加工者として表示されている

図2-3　輸入された加工食品の原産国名の表示

3 栄養成分表示

　2015年4月1日に食品表示法が施行され，一般用加工食品に栄養成分表示が義務づけられた5年間は食品表示施行前の旧基準による表示が認められていたが，2020年4月1日からは新たな表示となる。

(1) 栄養表示とは

　食品表示基準は，原則としてすべてのあらかじめ包装された加工食品，生鮮食品および添加物に適用されるが，栄養成分表示については表2-3の通り，食品区分により義務または任意となる。一般用加工食品と添加物は義務表示であるが，これは容器包装に入れられた加工食品および添加物には，食品に含まれる栄養成分に関する情報を明らかにし，消費者に適切な食生活を実践してもらうためである。

(2) 栄養成分表示を省略できる食品

　次の①～⑤のいずれかに該当する食品は，義務表示である一般用加工食品および一般用添加物であっても，栄養成分表示を省略することができる。

①容器包装の表示可能面積がおおむね30cm^{2}以下であるもの

②酒類

③栄養の供給源としての寄与の程度が小さいもの

・熱量，たんぱく質，脂質，炭水化物およびナトリウムのすべてについて，0と表示することができる基準を満たしている場合

・1日に摂取する当該食品由来の栄養成分（たんぱく質，脂質，炭水化物およびナトリウム）の量および熱量が，社会通念上微量である場合

④極めて短い期間で原材料（その配合割合を含む）が変更されるもの

・日替わり弁当等，レシピが3日以内に変更される場合（サイクルメニューを除く）

表2-3　栄養成分表示をする際の表示区分（義務表示・推奨表示・任意表示）と各対象成分

対象となる栄養成分等		加工食品		生鮮食品		添加物	
		一般用	業務用	一般用	業務用	一般用	業務用
栄養成分表示をする場合，必ず表示しなければならない「基本5項目」	熱量，たんぱく質，脂質，炭水化物，ナトリウム（食塩相当量で表示）	義務表示	任意表示	任意表示	任意表示	義務表示	任意表示
「基本5項目」以外で上記食品表示基準に規定する栄養成分	飽和脂肪酸，食物繊維	推奨表示（任意表示）	任意表示	任意表示	任意表示	任意表示	任意表示
	n-3系脂肪酸，n-6系脂肪酸，コレステロール，糖質，糖類，ミネラル類（ナトリウムを除く），ビタミン類	任意表示					

・義務表示：栄養成分表示をする場合に，必ず表示しなければならない5つの項目（基本5項目）。

・複数の部位を混合しているため都度原材料が変わるもの（例：合挽肉，切り落とし肉
等の切り身を使用した食肉加工品，白もつ等のうち複数の種類・部位を混合している
ため都度原材料が変わるもの）

⑤消費税法第9条第1項において消費税を納める義務が免除される事業者が販売するもの。
ただし，当分の間，「中小企業基本法第2条第5項に規定する小規模企業者が販売するも
の」も省略できるものとする。

ただし，特定保健用食品および機能性表示食品は，上述の①〜⑤に該当する場合であって
も，食品表示基準に従って栄養成分表示をしなければならない。また，栄養成分表示を省略
できる食品であっても，可能なものはできるだけ表示するようにすること。

(3) 栄養成分表示を要しない食品

以下の①，②のいずれかに該当する食品は，栄養成分表示を要しない。

①食品を製造し，または加工した場所で販売する場合

製造者と販売者が同一で，同一の施設内，または敷地内で製造販売する場合のことを
いう。

②不特定または多数の者に対して譲渡（販売を除く）する場合

特定保健用食品および機能性表示食品は，食品表示基準に基づいて栄養成分表示を行
う必要がある。

(4) 食品表示基準に規定する栄養成分等

・熱量，たんぱく質，脂質，飽和脂肪酸，n-3系脂肪酸，n-6系脂肪酸，コレステロール，
炭水化物，糖質，糖類〔単糖類または二糖類であって，糖アルコールでないものに限
る〕，食物繊維

・ミネラル類：亜鉛，カリウム，カルシウム，クロム，セレン，鉄，銅，ナトリウム，マ
グネシウム，マンガン，モリブデン，ヨウ素，リン

・ビタミン類：ナイアシン，パントテン酸，ビオチン，ビタミンA，ビタミンB_1，ビタミ
ンB_2，ビタミンB_6，ビタミンB_{12}，ビタミンC，ビタミンD，ビタミンE，ビタミンK，
葉酸

(5) 表示方法

栄養成分表示をしなければならない基本5項目は熱量（エネルギー），たんぱく質，脂質，
炭水化物，ナトリウムの順で表示される。ただし，ナトリウムについては食塩相当量で表示
する。

①表示値

栄養成分等の含有量は，一定値または下限値および上限値で表示

栄養成分表示（〇g当たり）	
熱量	〇～〇kcal
たんぱく質	〇～〇g
脂質	〇～〇g
炭水化物	〇～〇g
食塩相当量	〇～〇g

②0（ゼロ）と表示できる基準

「0（ゼロ）と表示できる基準」が定められている栄養成分等については，食品100g当たり（一般に飲用に供する液状の食品では100mL当たり），該当する栄養成分等の量が基準値未満の場合には0と表示することができる。含有量が0の場合であっても表示事項の省略はできない。ただし，近接した複数の表示事項が0である場合は，一括して表示することができる。

（表示例）たんぱく質，脂質：0g

③表示場所

容器包装を開かなくても容易に見ることができるように，当該容器包装の見やすい場所に表示する。タイトル文字は，「栄養成分表示」とする。

④表示する文字および栄養成分表示に用いる名称

表示に用いる文字および枠の色は，背景の色と対照的な色とし，消費者が理解しやすい邦文（日本の文字）で正確に記載する。

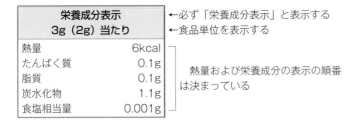

栄養成分表示に用いる名称は，下記のように表示することも可能である。

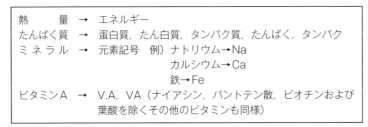

⑤食品単位

100g，100mL，1食分，1包装，その他の1単位のいずれかを表示

⑥基本5項目以外の推奨されている栄養成分や任意で表示される栄養成分の表示

・ミネラル類やビタミン類の含有量を表示する場合は，食塩相当量に続けて枠内に記載す

る。

・飽和脂肪酸，n-3系脂肪酸およびn-6系脂肪酸は脂質の成分であることがわかるように，脂質の次の行に1字下げ，さらにハイフン「-」を付して記載する。また，糖質および食物繊維も，炭水化物の成分であること，さらに糖類は糖質の成分であることがわかるように記載する。

栄養成分表示（食品単位当たり）	
熱量	○kcal
たんぱく質	○g
脂質	○g
－飽和脂肪酸	○g
－n-3系脂肪酸	○g
－n-6系脂肪酸	○g
コレステロール	○mg
炭水化物	○g
－糖質	○g
－糖類	○g
－食物繊維	○g
食塩相当量	○g
ビタミン類，ミネラル類（ナトリウムを除く）	○mg，○μg

⑦文字の大きさ

表示事項は，原則として8ポイント以上の大きさの文字で記載する。ただし，表示可能面積がおおむね150cm^{2}以下の場合は，5.5ポイント以上の大きさの文字で記載する。

4 強調表示

健康の保持増進に関わる栄養成分を強調する表示は，基準を満たした食品（一般用加工食品および一般用生鮮食品のみ該当）だけに使われ，定められた条件を満たす必要がある（図2-4，2-5）。

(1) 絶対表示（高い旨，含む旨）
⇒栄養成分の量（絶対量）が多いことを強調する表示

①高い旨の表示（「高」，「多」，「豊富」，「たっぷり」などを行う場合）

必要条件：強調したい栄養成分の含有量が「高い旨の表示の基準値」以上であること〔表2-4第1欄「栄養成分」の量がそれぞれ第2欄「高い旨の表示の基準値」の食品100g当たり（カッコ内は，一般に飲用に供する液状の食品100mL当たりの場合）または100kcal当たりのいずれかに定める基準値以上であること〕。

②含む旨の表示（「源」，「供給」，「含有」，「入り」，「使用」，「添加」などを行う場合）

必要条件：強調したい栄養成分の含有量が「含む旨の表示の基準値」以上であること〔表

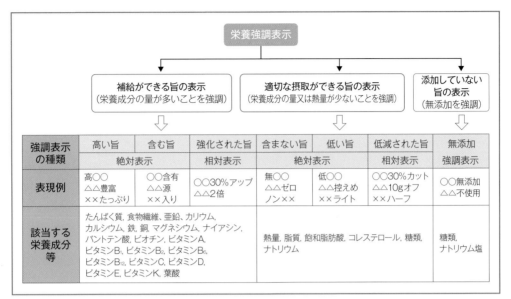

図2-4　栄養強調表示

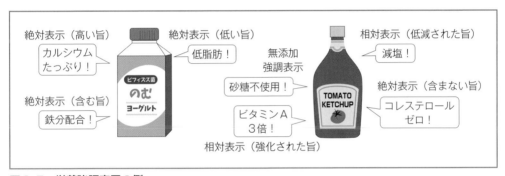

図2-5　栄養強調表示の例

2-4第1欄「栄養成分」の量がそれぞれ第3欄「含む旨の表示の基準値」の食品100g当たり（カッコ内は，一般に飲用に供する液状の食品100mL当たりの場合）または100kcal当たりのいずれかに定める基準値以上であること〕。

（2）絶対表示（含まない旨，低い旨）

⇒栄養成分の量や熱量（絶対量）が少ないことを強調する表示

①含まない旨の表示（「無」，「ゼロ」，「ノン」などを行う場合 ）

　必要条件：強調したい栄養成分および熱量の含有量が「含まない旨の表示の基準値」未満であること（表2-5第1欄「栄養成分及び熱量」の量がそれぞれ第2欄「含まない旨の表示の基準値」の食品100g当たり（カッコ内は一般に飲用に供する液状の食品100m当たりの場合）に定める基準値に満たないこと）。

表2-4　栄養成分の補給ができる旨の表示の基準値

食品表示基準　別表第12（第7条関係）

第1欄	第2欄		第3欄		第4欄
	高い旨の 表示の基準値		含む旨の 表示の基準値		強化された旨の表示 の基準値
	「高，多，豊富，たっぷり」等		「源，供給，含有，入り，使用，添加」等		「○％（g）強化，増，アップ，プラス」等
栄養成分	栄養成分の量が次のいずれかの基準値以上であること		栄養成分の量が次のいずれかの基準値以上であること		栄養成分の量の比較対象品との絶対差（増加量）が次の基準値以上であり，かつ＊印の成分については比較対象品との相対差（増加割合）が25％以上であること
	食品100g当たり （ ）内は，一般に飲用に供する液状の食品100mL当たりの場合	100 kcal当たり	食品100g当たり （ ）内は，一般に飲用に供する液状の食品100mL当たりの場合	100 kcal当たり	食品100g当たり （ ）内は，一般に飲用に供する液状の食品100mL当たりの場合
たんぱく質＊	16.2g（8.1g）	8.1g	8.1g（4.1g）	4.1g	8.1g（4.1g） ＊25％以上の相対差が必要
食物繊維＊	6g（3g）	3g	3g（1.5g）	1.5g	3g（1.5g） ＊25％以上の相対差が必要
亜鉛	2.64mg（1.32mg）	0.88mg	1.32mg（0.66mg）	0.44mg	0.88mg（0.88mg）
カリウム	840mg（420mg）	280mg	420mg（210mg）	140mg	280mg（280mg）
カルシウム	204mg（102mg）	68mg	102mg（51mg）	34mg	68mg（68mg）
鉄	2.04mg（1.02mg）	0.68mg	1.02mg（0.51mg）	0.34mg	0.68mg（0.68mg）
銅	0.27mg（0.14mg）	0.09mg	0.14mg（0.07mg）	0.05mg	0.09mg（0.09mg）
マグネシウム	96mg（48mg）	32mg	48mg（24mg）	16mg	32mg（32mg）
ナイアシン	3.9mg（1.95mg）	1.3mg	1.95mg（0.98mg）	0.65mg	1.3mg（1.3mg）
パントテン酸	1.44mg（0.72mg）	0.48mg	0.72mg（0.36mg）	0.24mg	0.48mg（0.48mg）
ビオチン	15μg（7.5μg）	5μg	7.5μg（3.8μg）	2.5μg	5μg（5μg）
ビタミンA	231μg（116μg）	77μg	116μg（58μg）	39μg	77μg（77μg）
ビタミンB₁	0.36mg（0.18mg）	0.12mg	0.18mg（0.09mg）	0.06mg	0.12mg（0.12mg）
ビタミンB₂	0.42mg（0.21mg）	0.14mg	0.21mg（0.11mg）	0.07mg	0.14mg（0.14mg）
ビタミンB₆	0.39mg（0.20mg）	0.13mg	0.20mg（0.10mg）	0.07mg	0.13mg（0.13mg）
ビタミンB₁₂	0.72μg（0.36μg）	0.24μg	0.36μg（0.18μg）	0.12μg	0.24μg（0.24μg）
ビタミンC	30mg（15mg）	10mg	15mg（7.5mg）	5mg	10mg（10mg）
ビタミンD	1.65μg（0.83μg）	0.55μg	0.83μg（0.41μg）	0.28μg	0.55μg（0.55μg）
ビタミンE	1.89mg（0.95mg）	0.63mg	0.95mg（0.47mg）	0.32mg	0.63mg（0.63mg）
ビタミンK	45μg（22.5μg）	30μg	22.5μg（11.3μg）	7.5μg	15μg（15μg）
葉酸	72μg（36μg）	24μg	36μg（18μg）	12μg	24μg（24μg）

表2-5　栄養成分または熱量の適切な摂取ができる旨の表示の基準値

食品表示基準　別表第13（第7条関係）

第1欄	第2欄	第3欄	第4欄
	含まない旨の表示の基準値	低い旨 の表示の基準値	低減された旨の表示の基準値
栄養成分及び熱量	「無，ゼロ，ノン，レス」等	「低，控えめ，少，ライト，ダイエット」等	「○％（g）減，オフ，カット」等
	栄養成分の量及び熱量が次の基準値未満であること	栄養成分の量及び熱量が次の基準値未満であること	栄養成分の量及び熱量の比較対象品との絶対差（低減量）が次の基準値以上であり，かつ比較対象品との相対差（低減割合）が25％以上であること
	食品100g当たり （　）内は，一般に飲用に供する液状の食品100mL当たりの場合	食品100g当たり （　）内は，一般に飲用に供する液状の食品100mL当たりの場合	食品100g当たり （　）内は，一般に飲用に供する液状の食品100mL当たりの場合
熱量	5kcal（5kcal）	40kcal（20kcal）	40kcal（20kcal） ＊25％以上の相対差が必要
脂質	0.5g（0.5g） ※例外あり（備考1参照）	3g（1.5g）	3g（1.5g） ＊25％以上の相対差が必要
飽和脂肪酸	0.1g（0.1g）	1.5g（0.75g） ただし，当該食品の熱量のうち飽和脂肪酸に由来するものが当該食品の熱量の10％以下であるものに限る。	1.5g（0.75g） ＊25％以上の相対差が必要
コレステロール	5mg（5mg） ただし，飽和脂肪酸の量が1.5g（0.75g）未満であって当該食品の熱量のうち飽和脂肪酸に由来するものが当該食品の熱量の10％未満のものに限る。 ※例外あり（備考2参照）	20mg（10mg） ただし，飽和脂肪酸の量が1.5g（0.75g）以下であって当該食品の熱量のうち飽和脂肪酸に由来するものが当該食品の熱量の10％以下のものに限る。 ※例外あり（備考2参照）	20mg（10mg） ＊25％以上の相対差が必要 ただし，飽和脂肪酸の量が当該他の食品に比べて低減された量が1.5g（0.75g）以上のものに限る。
糖類	0.5g（0.5g）	5g（2.5g）	5g（2.5g） ＊25％以上の相対差が必要
ナトリウム	5mg（5mg）	120mg（120mg）	120mg（120mg） ＊25％以上の相対差※が必要 ※特例あり

備考

1　ドレッシングタイプ調味料（いわゆるノンオイルドレッシング）について，脂質の「含まない旨の表示」については「0.5g」を，「3g」とする。

2　1食分の量を15g以下である旨を表示し，かつ，当該食品中の脂肪酸の量のうち飽和脂肪酸の量の占める割合が15％以下である場合，コレステロールに係る含まない旨の表示及び低い旨の表示のただし書きの規定は，適用しない。

②低い旨の表示（「低」，「ひかえめ」，「少」，「ライト」，「ダイエット」などを行う場合）

必要条件：強調したい栄養成分および熱量の含有量が「低い旨の表示の基準値」未満であること（表2-5第1欄「栄養成分及び熱量」の量がそれぞれ第3欄「低い旨の表示の基準値」の食品100g当たり（カッコ内は一般に飲用に供する液状の食品100mL当たりの場合）に定める基準値に満たないこと）。

（3）相対表示（強化された旨，低減された旨）
⇒他の食品と比べて栄養成分の量や熱量が多い（少ない）ことを強調する表示

①強化された旨の表示（「○○g（%）強化」，「増」，「アップ」，「プラス」，「2倍」などを行う場合）

必要条件：強調したい栄養成分の『増加量』が「強化された旨の表示の基準値」以上であること（表2-4第1欄「栄養成分」の量について，他の同種の食品（以下，比較対象食品という）に比べて強化された栄養成分の量がそれぞれ第4欄「強化された旨の表示の基準値」以上であること）。

たんぱく質と食物繊維については比較対象食品に比べて強化された割合（相対差）が25%以上であること。

②低減された旨の表示（「△△g（%）減」，「オフ」，「カット」，「1/4」などを行う場合）

必要条件：強調したい栄養成分または熱量の「低減量」が，「低減された旨の表示の基準値」以上であること（表2-5第1欄「栄養成分および熱量」の量について，比較対象食品に比べて低減された栄養成分の量または熱量がそれぞれ第4欄「低減された旨の表示の基準値」以上であること）。

比較対象食品に比べて低減された割合（相対差）が25%以上であること〔ただし，ナトリウムの含有量を25%以上低減することにより，当該食品の保存性および品質を保つことが著しく困難な食品（みそ，しょうゆ）について，ナトリウムが低減された旨の表示をする場合を除く〕。

（4）無添加強調表示（糖類，ナトリウム塩）
①糖類
単糖類または二糖類であって，糖アルコールでないもの
②ナトリウム塩
ナトリウム塩には，食塩（塩化ナトリウム）のほか，「グルタミン酸ナトリウム」や「グアニル酸ナトリウム」，「リン酸三ナトリウム」などがあるが，これに限定されるものではない。
③「糖類無添加」，「砂糖不使用」などの表示を行う場合
次の4つの要件をすべて満たしていること。
a：いかなる糖類も添加されていないこと（ショ糖，ぶどう糖，ハチミツ，コーンシロッ

プ等）。

b：糖類（添加されたものに限る）に代わる原材料（複合原材料を含む）または添加物を使用していないこと（添加糖類に代わる原材料の例：ジャム，ゼリー，甘味のついたチョコレート，甘味のついた果実片，非還元濃縮果汁，乾燥果実ペースト等）。

c：酵素分解その他何らかの方法により，当該食品の糖類含有量が原材料および添加物に含まれていた量を超えていないこと（でんぷんを加水分解して糖類を産生させる酵素の使用等）。

d：当該食品の100gもしくは100mLまたは1食分，1包装その他の1単位当たりの糖類の含有量を表示していること。

④ナトリウム塩を添加していない旨（「食塩無添加」などの表示を行う場合）

以下の2つの要件を両方満たしていること。

a　いかなるナトリウム塩も添加されていないこと（塩化ナトリウム，リン酸三ナトリウム等）。ただし，食塩以外のナトリウム塩を技術的目的で添加する場合（重曹等，呈味成分ではないものにナトリウム塩が含まれている場合）であって，当該食品に含まれるナトリウムの量が「低い旨の表示の基準値」以下である時は，この限りでない。

b　ナトリウム塩（添加されたものに限る）に代わる原材料（複合原材料を含む）または添加物を使用していないこと（添加ナトリウム塩に代わる原材料の例：ウスターソース，ピクルス，ペパローニ，しょうゆ，塩蔵魚，フィッシュソース等）。

5 アレルギー原因物質の表示

（1）アレルギーとは

①抗原抗体反応（免疫反応）

人間の体の中に細菌やウイルスなどの異物（抗原：アレルゲン）が侵入すると，それに対抗する物質（抗体）ができて，無毒化し，体外へ排除しようとする反応が起きるという抗原と抗体が結びつく反応である。

②アレルギー

抗原と抗体はカギとカギ穴のような関係でぴたりと結びついて抗原をブロックし，人間の体を守る大切な働きである。しかし，時に危険でない異物（花粉，ダニの糞，一部の食べ物）が体内へ侵入したにもかかわらず，誤って免疫反応が働き，体が不要な反応をしてしまうこと。

③過敏症

健常人には耐えられる一定量の刺激への曝露により，客観的に再現可能な症状または兆候を引き起こす疾患。

④アレルギー疾患

過敏症のうち免疫反応が関係するもの

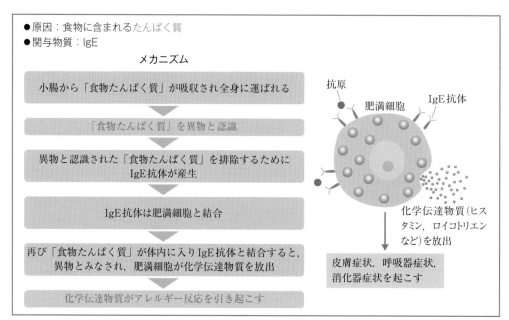

図2-6 食物アレルギーのメカニズム

表2-6 アレルギーの分類

型	アレルギー反応の名称	反応に関与する抗体細胞	疾患名
I	即時型過敏症（アナフィラキシー反応）	IgE マスト細胞	食物アレルギー，アナフィラキシーショック，喘息，花粉症，アトピーなど
II	細胞障害型過敏症	IgM，IgG，補体	不適合輸血，溶血性貧血，新生児溶血性貧血，突発性血小板減少症
III	免疫複合体	IgM，IgG，補体	血清病，糸球体腎炎，SLE，関節リウマチ
IV	遅延性過敏症	T細胞，サイトカイン，マクロファージ	結核，肉芽腫性炎症，ツベルクリン反応，移植拒絶反応，金属アレルギー
V	細胞刺激性過敏症	II型と同じ	甲状腺機能亢進症

⑤アナフィラキシー

医学的にはアレルギー症状が2臓器以上に出現した状態

⑥アナフィラキシーショック

アナフィラキシー状態がさらに血圧低下や意識消失にまで至った状態（生命にかかわる状態）

アレルギーのメカニズムを図2-6，分類を表2-6に示す。

(2) 食物アレルギーとは

定義としては，「原因食物の摂取後に免疫学的機序を介して生命にとって不利益な症状（皮膚，粘膜，消化器，呼吸器での諸症状，アナフィラキシーなど）が惹起される現象」とされる。

(3) 食物アレルギーの症状

代表的な食物アレルギーの症状を下記に挙げる。

・消化器症状：腹痛，嘔吐，下痢，血便など

・呼吸器症状：くしゃみ，鼻水，呼吸困難など

・全身性症状（皮膚粘膜症状）

　皮膚症状：かゆみ，じんましん，湿疹など

　眼症状：結膜充血，浮腫，かゆみなど

　口腔咽喉頭症状：口・唇・舌の違和感，喉のかゆみ，イガイガ感など

・多臓器の症状（アナフィラキシー）

・意識障害，ぐったりした状態，血圧低下（アナフィラキシーショック）

(4) アレルギーの原因物質

1) 特定原材料

　食物アレルギー症状を引き起こすことが明らかとなった食品のうち，特に発症数，重篤度から勘案して表示する必要性の高いものを表示基準府庁令において特定原材料として定め，7品目を義務づけている。アレルギーの原因となることが知られている食品のうち表2-7に示す7品目は，患者数の多さや症状の重さから，原材料として使った場合だけでなく，原材料を作る時に使った場合も，これらが使われたことがわかるよう必ず表示する。なお，2019年9月に「落花生」を「落花生（ピーナッツ）」と変更した。

2) 特定原材料に準ずるもの

　食物アレルギー症状を引き起こすことが明らかとなった食品のうち，症例数，重篤な症状を呈する者の数が継続して相当数みられるが，特定原材料に比べると少ないものを特定原材料に準ずるものとして，ごまとカシューナッツが2013年9月に，さらに2019年9月にアーモンドが新たに追加され，21品目を原材料として含む加工食品については当該食品を原材料として含む旨を可能な限り表示するように努めることとする。アレルギーの原因となることが知られている食品のうち表2-7に示す21品目は，上の7品目と同様に，これらが使われたことがわかるよう表示することが勧められている。

表2-7　アレルギー表示対象品目

表示	用語	名称
義務づけ	特定原材料（7品目）	卵・乳・小麦・落花生（ピーナッツ）・えび・そば・かに
推奨	特定原材料に準ずるもの（21品目）	いくら・キウイフルーツ・くるみ・大豆・バナナ・やまいも・カシューナッツ・もも・ごま・さば・さけ・いか・鶏肉・りんご・まつたけ・あわび・オレンジ・牛肉・ゼラチン・豚肉・アーモンド

＊　特定原材料の名称は，2011～2012年全国実施調査における発症数の多い順に記載

（消費者庁：アレルギー物質を含む食品に関する表示指導要綱をもとに作成）

(5) アレルギーの表示

　表示されるアレルゲンは，食物アレルギーの実態に応じて見直されることがある。例えば「卵」→「玉子」のように，表示方法は異なるが特定原材料と同じものであることが理解できる表示を代替表記として認めている。

　・可能性表示（「入っているかもしれない」等の表示）は禁止されている。
　・食物アレルギーでは，ごく微量でも発症する場合があることから，加工食品1kgに対して数mg以上含まれる場合，表示される。
　・対面販売で量り売りされる食品は，アレルゲンの表示義務はないが，健康被害防止のため情報提供を行うよう自主的な取り組みが促されている。

6 遺伝子組換え食品の表示

(1) 遺伝子組換え食品とは

　品質改良技術のうちの1つとして遺伝子組換え技術が開発された。遺伝子組換え食品とは，他の生物から有用な性質を持つ遺伝子を取り出して，その性質を持たせたい作物などに組み換え新たな性質を持たせた食品である。

　遺伝子組換え技術では，自然では交配しない生物から遺伝子を持ってくることができるため，従来行われていたかけ合わせによる品種改良ではなしえないと考えられていた特長を持つ農作物を作ることができる。

(2) 遺伝子組換え食品のメリット・デメリット

①メリット

　品質改良では何世代にわたる交配を行い新たな特性を持つ作物を作っているのに対し，遺伝子組換えでは，新しい特性を持つ作物を短い時間で作ることができる。

②デメリット

　人体に害をもたらすという懸念がある。その1つがアレルギーの原因になるのではないかという指摘がある。厚生労働省はこの件に関して否定している。だが，「今後も検証が必要」とする研究者も多いところから，安全性はグレーとする見方も存在する。

　もう1点は，環境に与える影響である。例えば，除草剤への耐性が強い遺伝子を組み込んだ作物の花粉が飛散し受粉することによって，遺伝子組換えをしていない作物も遺伝子組換え作物になってしまう可能性も否定できない。

(3) 遺伝子組換え食品における表示義務の対象品目

　日本で安全性が確保され，流通させることが認められている遺伝子組換え食品は，2018年2月時点では，8品目の農作物（大豆，とうもろこし，ばれいしょ，なたね，綿実，アルファルファ，てん菜，パパイヤ）とこれらを原材料とすると33品目の加工食品である（表2-8）。

表2-8　遺伝子組換えの対象となる農産物とその加工食品

対象農産物	加工食品
大豆（枝豆および大豆もやしを含む）	1　豆腐・油揚げ類 2　凍豆腐，おからおよびゆば 3　納豆 4　豆乳類 5　みそ 6　大豆煮豆 7　大豆缶詰および大豆瓶詰 8　きな粉 9　大豆いり豆 10　第1号から第9号までに掲げるものを主な原材料とするもの 11　大豆（調理用）を主な原材料とするもの 12　大豆粉を主な原材料とするもの 13　大豆蛋白を主な原材料とするもの 14　枝豆を主な原材料とするもの 15　大豆もやしを主な原材料とするもの
とうもろこし	16　コーンスナック菓子 17　コーンスターチ 18　ポップコーン 19　冷凍とうもろこし 20　とうもろこし缶詰およびとうもろこし瓶詰 21　コーンフラワーを主な原材料とするもの 22　コーングリッツを主な原材料とするもの（コーンフレークを除く。） 23　とうもろこし（調理用）を主な原材料とするもの 24　第16号から第20号までに掲げるものを主な原材料とするもの
ばれいしょ	25　冷凍ばれいしょ 26　乾燥ばれいしょ 27　ばれいしょでん粉 28　ポテトスナック菓子 29　第25号から第28号までに掲げる加工食品を主な原材料とするもの 30　ばれいしょ（調理用）を主な原材料とするもの
アルファルファ	31　アルファルファを主な原材料とするもの
てん菜	32　てん菜を主な原材料とするもの
パパイヤ	33　パパイヤを主な原材料とするもの
なたね	－
綿実	－

（注）主な原材料：原材料に占める重量の割合が上位3位までのもので，かつ，原材料の重量に占める割合が5%以上のもの

（4）遺伝子組換え食品の表示方法

　遺伝子組換え食品の表示は，消費者が商品を選択するうえで重要な情報である。消費者に対して信頼性および実行性のある情報提供を行うため，表示方法が決められており，義務表示と任意表示の2つがある（表2-9に示す表示方法は2018年2月末時点）。

　表示は商品ラベルの原材料名または名称のところにカッコ書きで書いてある。

表2-9 **表示方法**

〈表示例〉

名　　　称　○○○
原　材　料　大豆（遺伝子組み換え）
内　容　量　300g
賞味期限　○年△月×日
保存方法　要冷蔵
製　造　者　○○食品株式会社
　　　　　　東京都○○

【義務表示】

1）分別生産流通管理[*1]された遺伝子組換え食品を原材料とする場合
　⇒「遺伝子組換え」と表示

2）遺伝子組換えと組換えでないものを分別していない食品を原材料とする場合
　⇒「遺伝子組換え不分別」と表示

3）従来のものと組成，栄養価などが著しく異なる遺伝子組換え食品を原材料とする場合
　⇒例：「高オレイン酸遺伝子組換え」と表示

【表示不要または任意表示】

1）分別生産流通管理された遺伝子組換えでない食品を原材料とする場合
　⇒表示不要又は「遺伝子組換えでない」と表示

2）加工後に組み換えられたDNA及びこれによって生じたたんぱく質が，広く認められた最新の技術によっても検出できない加工食品（大豆油，しょうゆなど）[*2]
　⇒表示不要（任意で表示することも可）

＊1：分別生産流通管理：遺伝子組換え作物と非遺伝子組換え作物を生産，流通及び加工の各段階で混入が起こらないよう管理し，そのことが書類などにより証明されていること。

＊2：加工食品については，その主な原材料（全原材料に占める重量の割合が上位3位までのもので，かつ原材料に占める重量の割合が5％以上のもの）にあたらない場合は，表示が省略できることになっている。

〔消費者庁ホームページ「遺伝子組み換え食品」（2018年3月9日更新）および厚生労働省ホームページ「遺伝子組み換え食品」の遺伝子組み換え食品の安全性について（厚生労働省医薬食品局食品安全部）〕

（5）今後の展望

　人体への影響や環境への影響について，世界中で反対運動が行われてきた。遺伝子組換え作物が「安全とはいえない」ことを危惧しているのである。日本では，2018年2月時点で試験的に栽培が行われているが，商業栽培はされていない。

理解度確認問題

問題1　食品の表示法について正しいのはどれか。

1. 食品表示法は食品衛生法，健康増進法の2法の食品に関する規定を統合したものである。
2. 生鮮食品に必要な表示事項は「名称」のみである。
3. 生鮮食品で食品表示法によって加工食品になったものはない。
4. 加工食品に必要な表示事項は「名称」,「原材料名」,「内容量」,「賞味（消費）期限」,「保存方法」,「製造業者等の氏名又は住所」の6点である。
5. 賞味期限と消費期限は同じである。

問題2　アレルゲンを含む食品の原材料表示について<u>誤っている</u>のはどれか。

1. 重篤なアナフラキシーショックを起こす人が年々増加しているので，食品による健康被害を防止するためである。
2. 容器包装されている加工食品にはアレルゲンが表示している。
3. 個々の原材料や添加物ごとにアレルゲンを表示する方法は，どの原材料にアレルゲンが含まれているかがわかりやすい。
4. 加工食品に使われているアレルゲンを，原材料名ごとに最後にまとめて表示する方法もある。
5. 同じアレルゲンが何度も出てくる場合では2度目以降も省略してはならない。

問題3　基本5項目の栄養成分表示において，義務表示であるものはどれか。

1. 加工食品 ──────── 一般用
2. 加工食品 ──────── 業務用
3. 生鮮食品 ──────── 一般用
4. 生鮮食品 ──────── 業務用
5. 添加物 ──────── 業務用

問題4　加工食品表示で<u>誤っている</u>のはどれか。

1. 国内で製造された加工食品には原料原産地名が表示される。
2. 産地が表示されるものは加工食品のすべての原材料について表示する。
3. 一番多い原材料が加工食品の場合は○○製造と表示される。
4. 大括表示で原材料名に輸入と書かれたものは3カ国以上の外国の産地の原料が使用されていることを意味する。
5. 輸入された加工食品には原産国名が表示される。

問題5　栄養成分表示の基本5項目並べる順で正しいのはどれか。

1. 熱量（エネルギー），脂質，たんぱく質，炭水化物，ナトリウム
2. 熱量（エネルギー），たんぱく質，炭水化物，脂質，ナトリウム
3. 熱量（エネルギー），たんぱく質，炭水化物，ナトリウム，脂質
4. 熱量（エネルギー），たんぱく質，脂質，炭水化物，ナトリウム
5. 熱量（エネルギー），たんぱく質，脂質，ナトリウム，炭水化物

問題6　栄養強調表示について誤っているのはどれか。

1. ビタミンCは補給ができる旨を表示できる。
2. マグネシウムは補給ができる旨を表示できる。
3. コレステロールは熱量の適切な摂取ができる旨が表示できる。
4. 糖類は補給ができる旨が表示できる。
5. ナトリウムは添加していない旨の表示ができる

問題7　補給できる旨の表示で，高い旨の絶対表示に使われる語句はどれか。

1. 30％アップ
2. 豊富
3. 含有
4. 2倍
5. 源

問題8　アレルギーについて誤っているのはどれか。

1. 過敏症のうち免疫反応が関係するものをアレルギー疾患という。
2. 医学的にはアレルギー症状が2臓器以上に出現した状態をアナフラキシーという。
3. アレルギーの関与物質はIgGである。
4. 喘息はⅠ型アレルギーである。
5. 肥満細胞からヒスタミンなどが放出されことにより，皮膚症状などを起こす。

問題9　食物アレルギーとして正しいのはどれか。

1. Ⅱ型アレルギーである。
2. 特定原材料は10品目である。
3. 特定原材料に準ずるものは21品目である。
4. アレルギー表示は原則一括表示である。
5. マヨネーズやパンなどの特定加工食品には表示されない。

問題10　遺伝子組換え作物に関する記述の中で正しいものを2つ選べ。

1. 日本では，遺伝子組換え作物の商業栽培は禁止されており，安全性が確保され流通が認められている一部の遺伝子組換え作物については，「食品衛生法」，「食品表示法」でその評価や表示が規定されている。

2. じゃがいも，小麦は表示義務の対象となる。

3. 表示義務の対象となる遺伝子組換え作物が入っていた場合は，主原料ではなくても表示しなければならない。

4. 遺伝子組換え作物を飼料として飼育した家畜から生産された畜産物（食肉・乳製品など）には遺伝子組換え食品である旨の表示義務がない。

5. 分別流通管理をしていない非遺伝子組換え作物は，「遺伝子組換え不分別」の表示が省略できる。

解答

問題1　〈解答〉4

1. 食品衛生法，健康増進法，JAS法の3法である。
2. 「名称」と「原産地」の2点である。
3. 加工食品になったものはある。
5. 賞味期限と消費期限は異なる。

問題2　〈解答〉5

2度目以降は省略してもよい。

問題3　〈解答〉1

2〜5は任意表示である。

問題4　〈解答〉2

産地が表示されるものは加工食品の一番多い原材料について表示する。

問題5　〈解答〉4

問題6　〈解答〉4

糖類は熱量の適切な摂取ができる旨の表示と添加していない旨の表示ができる。

問題7　〈解答〉2

1と4は「相対表示」に使われ，3と5は「含む旨の表示」である。

問題8 〈解答〉3

アレルギーの関与物質はIgEである。

問題9 〈解答〉3

1. Ⅰ型アレルギーである。
2. 特定原材料は7品目である。
4. アレルギー表示は原則として個別表示である。
5. マヨネーズやパンなどの特定加工食品にも表示される。

問題10 〈解答〉1，4

2. 対象となるのは，じゃがいも，大豆，てんさい，とうもろこし，なたね，わた，アルファルファ，パパイヤの8品目であるので，小麦は対象ではない。小麦は，食物アレルギーの原因物質として表示義務のある「特定原材料」に含まれる。
3. 表示義務の対象となっている作物を原材料とする食品であっても，その原材料の食品に占める重量が5％未満または，重量が全原材料の上位4位以下のものは，表示が省略できる。
4. 飼料として用いた場合には，家畜から生産した畜産物に表示義務はない。
5. 分別流通管理をしていない非遺伝子組換え作物は，「遺伝子組換え不分別」の表示が義務づけられており，省略することはできない。

第3章

栄養の知識

1 6大栄養素の性質と機能

(1) 糖質の構造と種類

　炭水化物のうち体内で消化されない食物繊維以外を糖質といい，$C_n(H_2O)_n$で表される糖とその縮合体である。糖の単位による分類は単糖類，2個の単糖がグリコシド結合した二糖類，多数の単糖がグリコシド結合したものを多糖類という。多糖類のうち，2～数十個の単糖がグリコシド結合したものをオリゴ糖という。また，単糖の一部が変化したものを誘導糖，たんぱく質や脂質と結合したものを複合糖質という。

1) 単糖類

　単糖類は構成する炭素原子の数によって三炭糖から七炭糖まであり，生体で重要な役割を果たすのは五炭糖と六炭糖である。またアルデヒド基を持つ単糖はアルドース，ケト基を持つものはケトースと呼ばれる。五炭糖のアルドースであるリボースは核酸RNA，リボースの誘導体であるデオキシリボースはDNAの構成成分である。六炭糖にはアルドースのグルコース（ブドウ糖）やケトースのフルクトース（果糖）が含まれる。グルコースは，ヒトだけでなくほとんどすべての生物にとって主要なエネルギーである。フルクトースは果実に多く含まれ，グルコースとともにスクロース（ショ糖）の構成成分である。

2) 二糖類

　単糖2個がグリコシド結合したものを二糖類という。グルコース2個が結合したマルトース（麦芽糖），グルコースとフルクトースが結合したスクロース，グルコースとガラクトースが結合したラクトース（乳糖）などが挙げられる。マルトースは麦芽中に多く含まれ，アミラーゼによってデンプンやグリコーゲンが加水分解され生じる。スクロースはサトウキビなど植物に多く含まれ，還元性を持たない。ラクトースは乳汁中に多く含まれ，乳児の摂取エネルギーの約40%を占める。

3) 多糖類

　単一の単糖から構成されるものをホモ多糖，いくつかの種類の単糖から構成されるものをヘテロ多糖という。ホモ多糖として，グルコースから構成されるデンプンとグリコーゲンがある。デンプンは植物に多く含まれ，グリコーゲンは動物の細胞質中に含まれる貯蔵多糖類である。グリコーゲンは，α 1,4-結合の直鎖が平均して7個ごとに α 1,6-結合する枝分かれ

構造を持ち，肝臓に約100g，筋肉には約180g貯蔵され，必要時に分解されてエネルギー源となる。

ヘテロ多糖の例として，皮膚などの結合組織に多く存在するグリコサミノグリカンがある。

4）オリゴ糖

オリゴとは「少ない」という意味であり，数個の単糖がグリコシド結合した構造を持つ多糖類をオリゴ糖という。天然には三糖類以上はほとんど存在しない。オリゴ糖はビフィズス菌などの乳酸菌の栄養素となり，腸内環境の改善に役立つ。

5）誘導糖

誘導糖とは単糖の一部が変化したもので，アミノ糖，ウロン酸，糖アルコール，デオキシ糖などがある。アミノ糖は単糖の1つの水酸基（-OH）がアミノ基（-NH$_2$）に変化したもので，グルコサミンやガラクトサミンがある。ウロン酸は，1つの炭素がカルボキシル基（-COOH）に変化したもので，グルクロン酸やガラクチュロン酸がある。糖アルコールは，アルデヒド基またはケトン基が還元されたもので，ソルビトールがある。デオキシ糖は単糖の水酸基から酸素が外れ，水素に変化したもので，五炭糖のリボースは，デオキシリボースとなる。

6）複合糖質

糖質以外のものが結合したものを複合糖質といい，糖たんぱく質，糖脂質，プロテオグリカンなどがある。糖たんぱく質は糖やその誘導体を含むたんぱく質であり，糖脂質は細胞膜を構成するスフィゴリン脂質，グリセロリン脂質などがある。プロテオグリカンは，ムコ多糖類とたんぱく質が結合したもので，身体組織や皮膚組織を形成・維持する。

（2）アミノ酸・たんぱく質の構造と種類

たんぱく質を構成するアミノ酸は，酸性のカルボキシル基（-COOH）と塩基性のアミノ基（-NH$_2$）からなる（図3-1）。2つのアミノ酸のカルボキシル基とアミノ基から水分子が

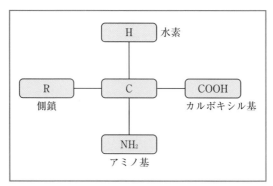

図3-1　アミノ酸の構造

奪われて生じた-CO-NH-をペプチド結合といい，この結合でできた物質をペプチドという。結合したアミノ酸の数が，10個程度の場合をオリゴペプチド，数十個の場合をポリペプチド，分子量が約1万以上の場合をたんぱく質と呼ぶ。

1）アミノ酸

　生体内のたんぱく質は20種類のアミノ酸から構成されている（表3-1）。そのうち，生体内で合成できず，食事によって補わなければならないバリン，ロイシン，イソロイシン，スレオニン，メチオニン，フェニルアラニン，トリプトファン，リジン，ヒスチジンの9種類（小児ではアルギニンを含め10種類）は，必須アミノ酸と呼ばれている。アミノ酸は，グリシンを除いて，炭素に結合する4つの基はすべて異なる。このため炭素はキラル（不斉炭素）

表3-1　たんぱく質を構成するアミノ酸

分類			名称	略号		側鎖の構造
中性アミノ酸	脂肪族アミノ酸		グリシン	Gly	G	−H
			アラニン	Ala	A	−CH₃
		分岐鎖アミノ酸	バリン	Val	V	−CH₂(CH₃)₂
			ロイシン	Leu	L	−CH₂-CH₂(CH₃)₂
			イソロイシン	Ile	I	−CH(CH₂−CH₃)(CH₃)
		ヒドロキシアミノ酸	セリン	Ser	S	−CH₂-OH
			スレオニン	Thr	T	−CH(OH)(CH₃)
		含硫アミノ酸	システイン	Cys	C	−CH₂-SH
			メチオニン	Met	M	−CH₂-CH₂-S-CH₃
		酸アミドアミノ酸	アスパラギン	Asn	N	−CH₂-C(NH₂)=O
			グルタミン	Gln	Q	−CH₂-CH₂-C(NH₂)=O
	イミノ酸		プロリン	Pro	P	環状構造 −COOH/NH

（次頁に続く）

分類		名称	略号		側鎖の構造
中性アミノ酸	芳香族アミノ酸	フェニルアラニン	Phe	F	$-CH_2-\bigcirc$
		チロシン	Tyr	Y	$-CH_2-\bigcirc-OH$
		トリプトファン	Trp	W	（インドール環構造）
酸性アミノ酸		アスパラギン酸	Asp	D	$-CH_2-COOH$
		グルタミン酸	Glu	E	$-CH_2-CH_2-COOH$
塩基性アミノ酸		リジン	Lys	K	$-(CH_2)_4-NH_2$
		アルギニン	Arg	R	$-(CH_2)_3-NH-C\begin{smallmatrix}NH_2\\NH_2\end{smallmatrix}$
		ヒスチジン	His	H	（イミダゾール環構造）

（注）太字は必須アミノ酸

となるので，アミノ酸はD型とL型が存在するが，たんぱく質はL型のみで構成される。

2）たんぱく質の機能

たんぱく質の生体内での役割として，以下のものが挙げられる。

①細胞などの生体の構成成分（コラーゲン，ケラチンなど）

②酵素としての触媒作用（アミラーゼ，リパーゼなど）

③筋肉を構成および筋収縮などの運動（アクチン，ミオシンなど）

④酸素や栄養素の運搬（ヘモグロビン，アルブミンなど）

⑤ホルモンとして代謝調節（インスリンなど）

⑥抗体などの生体防御作用（免疫グロブリンなど）

⑦ホルモンや神経作用物質の情報の授受（カルモジュリンなど）

⑧転写因子たんぱく質として遺伝子転写の調節

⑨栄養としてアミノ酸を貯蔵

⑩エネルギー源

（3）脂質の構造と種類

脂質とは，炭素数の多い脂肪酸とアルコールがエステル結合したもの，およびそれに類似する物質（ステロイドなど）で，有機溶媒に可溶性の物質である。

脂質は構造の違いから，①脂肪酸とアルコールからなる単純脂質（トリグリセリド，ワックス，ステロールエステルなど），②単純脂質に何らかの物質が結合した複合脂質（リン脂質，糖脂質など），③脂質の加水分解によって生成する誘導脂質（脂肪酸，コレステロール，脂溶性ビタミンなど）に分類される。

脂質の体内での機能は，①貯蔵物質（トリグリセリド），②生体膜の構成成分である構造脂質（リン脂質，コレステロールなど），③機能脂質（ステロイドホルモン，エイコサノイドなど），④ビタミン構成物質（脂溶性ビタミン）などがある。

1) 単純脂質
◆ トリグリセリド
トリグリセリドは，グリセロールと3分子の脂肪酸がエステル結合したもので，貯蔵脂肪として蓄積され，必要時に分解されてエネルギー源として利用される。食品中に最も多く含まれる脂質である。

2) 複合脂質
◆ リン脂質
グリセロール，脂肪酸，リン酸からなるグリセロリン脂質と，スフィンゴシン，脂肪酸，リン酸からなるスフィンゴリン脂質がある。生体内にあるグリセロリン脂質で最も多いホスファチジルコリン（レシチン）は，形質膜の主要構成成分である。また，スフィンゴリン脂質で最も多いスフィンゴミエリンはゴルジ体膜に特異的に存在し，脳や神経細胞に多くみられる。

◆ 糖脂質
糖脂質はグリセリンまたはスフィンゴシンに脂肪酸と糖が結合したもので，生体膜や中枢神経組織に存在する。

3) 誘導脂質
◆ 脂肪酸
脂肪酸には一端にカルボキシル基を持つ炭化水素鎖で，すべての炭素が水素で飽和された飽和脂肪酸と，2重結合（$-HC=CH-$）を持つ不飽和脂肪酸とがある（表3-2）。また，2重結合が2つ以上あるものを多価不飽和脂肪酸または高度不飽和脂肪酸という。リノール酸（$C_{18:2}$，n-6系），リノレン酸（$C_{18:3}$，n-3系），アラキドン酸（$C_{20:4}$，n-6系）があり，これらは体内で合成されない必須脂肪酸である（カッコ内の最初の数字は炭素原子の数を，次の数字は2重結合の数，n-の次の数字は不飽和脂肪酸のメチル基から何番目の炭素に最初の2重結合があるかを示す）。脂肪酸の融点は2重結合数が多くなるほど低くなる。アラキドン酸から血液凝固の最初の段階に血小板凝集を起こすプロスタグランジンG_2（PGG_2）やトロンボキサンA_2（TXA_2）などが合成される。

表3-2　主な脂肪酸

飽和脂肪酸　$C_nH_{2n+1}COOH$		
炭素数	名称	化学式
12	ラウリン酸	$C_{11}H_{23}COOH$
14	ミリスチン酸	$C_{13}H_{27}COOH$
16	パルミチン酸	$C_{15}H_{31}COOH$
18	ステアリン酸	$C_{17}H_{35}COOH$

不飽和脂肪酸　（太字は必須脂肪酸）			
炭素数：2重結合数	名称	系列	化学式
18：1	オレイン酸	n-9	$C_{17}H_{33}COOH$
18：2	**リノール酸**	n-6	$C_{17}H_{31}COOH$
18：3	**リノレン酸**	n-3	$C_{17}H_{29}COOH$
20：4	**アラキドン酸**	n-6	$C_{19}H_{31}COOH$
20：5	エイコサペンタ塩酸（EPA）	n-3	$C_{19}H_{29}COOH$
22：6	ドコサヘキサ塩酸（DHA）	n-3	$C_{21}H_{31}COOH$

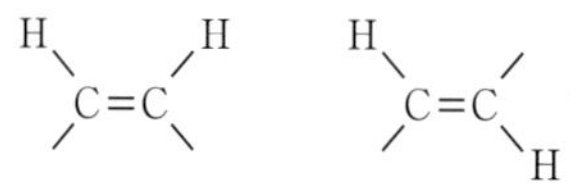

図3-2　シス型脂肪酸とトランス型脂肪酸の違い

【シス型脂肪酸とトランス型脂肪酸】

　不飽和脂肪酸の炭素の二重結合を挟む水素の位置が同じ側にあるものをシス型脂肪酸，反対側にあるものをトランス型脂肪酸という（図3-2）。天然ではほとんどがシス型であるが，油脂を精製・加工する際にトランス型脂肪酸ができるため，マーガリンやショートニング，それらを使った菓子や揚げ物などの食品に多く含まれる。トランス型脂肪酸の摂取量が多いとLDL-コレステロールが増加し，HDL-コレステロールが減少すると報告されている。日本では摂取量の規制はないが，WHOは2003年に食事から摂取するトランス型脂肪酸は総エネルギー摂取量の1％未満（約2g）にするよう勧告している。

◆ コレステロール

　コレステロールはステロイド骨格を持ち，主に肝臓と小腸でアセチルCoAより合成される（図3-3）。体内で合成されるコレステロールは，食事由来のコレステロールの3～4倍量になる。コレステロールはリン脂質と結合し生体膜を構成するだけでなく，肝臓でステロイドホルモンや胆汁酸に合成される。また7-デヒドロコレステロールは肝臓で生成され，紫外線により皮膚でビタミンD_3となる。

◆ 脂溶性ビタミン

　脂溶性ビタミンには，ビタミンA，D，E，Kがあり長鎖炭化水素基を持つ（詳細は脂溶性ビタミンの項を参照）。

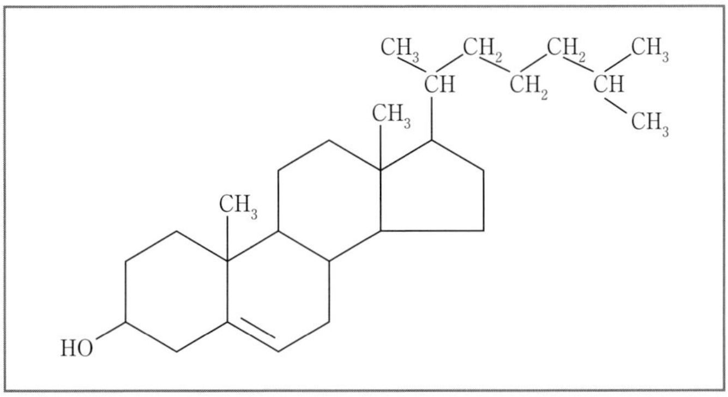

図3-3　コレステロール

（4）ビタミン

　ビタミンには，脂溶性と水溶性がある。脂溶性ビタミンは，ビタミンA，D，E，Kの4種類があり，生体の機能保全作用を持つ。水溶性ビタミンは，ビタミンB_1，B_2，B_6，B_{12}，C，ナイアシン，パントテン酸，ビオチン，葉酸の9種類があり，さまざまな代謝に関係する補酵素として作用する。

1）脂溶性ビタミン

◆ビタミンA

　ビタミンAはビタミンA_1系と呼ばれるレチノール，レチナール，レチノイン酸，ビタミンA_2系と呼ばれるデヒドロレチノール，デヒドロレチナール，デヒドロレチノイン酸がある。食品中には動物性食品に含まれるレチノールと，植物性食品に含まれるカロテン類があり，それぞれ小腸でレチノールの形で吸収される。特にβ-カロテンはレチノールへの変換率が50％と高い。血中ではレチノール結合たんぱくと結合し，体内を循環している。

　レチナールは光の明暗を感知するロドプシンの構成成分で，視覚の正常化に関与する。

　ビタミンAは視覚以外に皮膚や消化管粘膜などの構造・機能を保持し，感染予防に役立つほか，成長，生殖，免疫，骨歯の発育，味覚，聴覚などにも関与する。

　欠乏症として夜盲症が挙げられるが，ほかに成長阻害，骨，神経系の発達抑制，上皮細胞の分化・増殖の障害，皮膚の乾燥，肥厚，角質化などが見られる。過剰症では腹痛，悪心，嘔吐，めまい，皮膚の落屑が見られる。

◆ビタミンD

　ビタミンDは7種類あるが，生理的に重要なのはビタミンD_2（エルゴカルシフェロール）とビタミンD_3（コレカルシフェロール）である。紫外線下で，きのこ類に多く含まれるエルゴステロールはビタミンD_2，動物性食品に含まれる7-デヒドロコレステロールはビタミンD_3となる。ビタミンD_3は肝臓で25位に，続いて腎で1位に水酸基が結合し，活性型ビタミンDとなる。活性型ビタミンDは小腸や腎尿細管からのカルシウムの吸収を促進し，体

内のカルシウム利用の亢進によって骨形成を高める作用があり，副甲状腺ホルモン（PTH）とともにカルシウム代謝に関与している。

欠乏すると小児ではくる病を発症し，膝やひじ，腕の変形が見られる。成人では骨粗鬆症のほか，骨軟化症があり，骨の石灰化の障害が起こる。過剰摂取では高カルシウム血症，高カルシウム尿症，食欲不振，嘔吐，口渇，筋力低下などが挙げられる。

◆ ビタミンE

ビタミンEは，$\alpha-$，$\beta-$，$\gamma-$，$\delta-$トコフェノールと$\alpha-$，$\beta-$，$\gamma-$，$\delta-$トコトリエノールの8種類がある。食事から摂取されるビタミンEは，$\alpha-$トコフェノール，$\gamma-$トコフェノールがほとんどであり，小腸で受動拡散によって吸収され，カイロミクロンに取り込まれて血中を循環する。最も生理活性が強いものは$\alpha-$トコフェノールで，活性酸素，フリーラジカル，脂質の過酸化を抑制し，生体内抗酸化作用がある。生体膜に多く含まれる不飽和脂肪酸の酸化を抑制することから，生体膜の安定化にも関与している。トコトリエノールには，ナトリウム利尿作用やコレステロール低下作用，血管新生抑制作用がある。

欠乏すると，貧血，筋萎縮，脳軟化症，不妊などの生殖障害が実験的に報告されている。

◆ ビタミンK

ビタミンKは，天然型として植物の葉緑体で合成されるビタミンK_1（フィロキノン）と，細菌で合成されるビタミンK_2（メナキノン類）の2種類がある。食物中のビタミンKは胆汁酸と膵液により遊離型となり小腸で吸収され，カイロミクロンに取り込まれて血中を循環する。

ビタミンKは血液凝固因子（プロトロンビン，第Ⅶ，第Ⅸ，第Ⅹ因子），血液凝固抑制因子（プロテインC，S，Z），の産生に関与するほか，骨形成に必要なオステオカルシンを活性化する。

ビタミンKが欠乏すると，出血傾向，血液凝固遅滞などが起こるが，腸内細菌により合成されるため不足することはまれである。新生児の欠乏症としては，新生児脳内出血がある。新生児ビタミンK欠乏症は早期新生児期において，母乳中の含有量が少ない，吸収能・利用能が低い，腸内細菌叢の未発達などの要因で起こるが，予防対策として出生直後にビタミンK投与が行われている。

2）水溶性ビタミン

◆ ビタミンB₁

ビタミンB_1はチアゾール環とピリミジン環が結合した構造を持つチアミンと，そのリン酸化物（チアミン一リン酸，チアミン二リン酸，チアミン三リン酸）が存在する。チアミンは十二指腸で吸収されるが，リン酸化物は小腸上皮細胞でアルカリホスファターゼによってチアミンとなり小腸で吸収される。

ビタミンB_1は，ATP存在下でリン酸2個と結合してチアミン二リン酸となり，$\alpha-$ケト酸の酸化的脱炭酸酵素（ピルビン酸デヒドロゲナーゼ，$\alpha-$ケトグルタル酸デヒドロゲナーゼなど）や，アセトアルデヒドやグリコールアルデヒド転移反応のトランスケトラーゼの補

酵素となる。ピルビン酸デヒドロゲナーゼはアセチルCoA生成、α-ケトグルタル酸デヒドロゲナーゼはクエン酸回路の酵素であり、エネルギー代謝に関与している。

ビタミンB₁は代謝回転が速く体内貯蔵量が少ないため欠乏しやすい。欠乏の初期は疲労感、イライラ、筋肉痛などを起こす。欠乏症として、脚気とウェルニッケ脳症が挙げられる。

◆ ビタミンB₂

ビタミンB₂は黄色い色素であるリボフラビンにリン酸が1つ結合したフラビンモノヌクレオチド（FMN）、リン酸が2つ結合したフラビンアデニンヌクレオチド（FAD）がある。ビタミンB₂は「発育ビタミン」とも呼ばれ、エネルギー、物質、薬物などの代謝に関与する酸化還元酵素の補酵素として作用する。特にFADを必要とするフラビン酵素には、コハク酸デヒドロゲナーゼ（クエン酸回路）、アシルCoAデヒドロゲナーゼ（β酸化）などがある。

欠乏すると成長障害が見られ、角膜炎、口唇炎、口角炎、舌炎や皮膚炎なども見られる。

◆ ナイアシン

ナイアシンとはニコチン酸、ニコチンアミドの総称で、ニコチンアミドアデニンジヌクレオチド（NAD）、ニコチンアミドアデニンジヌクレオチドリン酸（NADP）またはその還元型のNADH、NADPHの構成成分となり、多くのデヒドロゲナーゼ、還元酵素などの酸化還元酵素の補酵素となる。ナイアシンはビタミンB系で必要量が最も多いが、生体内で60mgのトリプトファンから約1mgのニコチンアミドが合成されている。しかし、必要量を生成することはできないため、食事からの摂取が必要である。

欠乏すると、ペラグラ（皮膚症状、下痢、認知症が主症状）、中枢神経炎を起こす。

◆ パントテン酸

パントテン酸はパント酸とβ-アラニンが縮合した形をとり、CoAの構成成分である。パントテン酸にアデノシン三リン酸（ATP）とシステインが結合したものが活性型CoAで、末端のSH基がCoAの活性部位を構成しており、糖代謝や脂肪酸の代謝や生合成に深く関与している。

パントテンは「どこにでもある」という意味の通り、あらゆる食品に含まれるため欠乏症の臨床報告はない。

◆ ビタミンB₆

ビタミンB₆はピリドキシン、ピリドキサール、ピリドキサミン（それぞれ相互変換できる）とそのリン酸化物の総称である。リン酸化されて活性型のピリドキサールリン酸またはピリドキサミンリン酸となり、アミノ酸代謝に重要な酵素であるトランスアミナーゼ（AST、ALT）などの補酵素となる。これらのビタミンB₆系酵素は、非必須アミノ酸の相互転換やエネルギー源としてアミノ酸代謝に関与するアミノ基転移反応、生理活性アミンの合成反応、ラセミ化反応や縮合反応など非常に多くの反応に関与する。

ビタミンB₆の体内貯蔵量は非常に多いため、欠乏症にはなりにくい。

◆ ビタミンB₁₂

ビタミンB₁₂は、葉酸とともに赤血球の成熟に関与し、抗悪性貧血因子として発見された。ポルフィリン環にコバルトが配位結合した構造を持ち、アデニンモノリン酸が結合している

ので，活性化しなくても補酵素作用がある。ビタミンB_{12}依存性酵素として，メチルマロニルCoAムターゼ（脂肪酸や分岐鎖アミノ酸の代謝に関与）とメチオニン合成酵素（N^5-メチルテトラヒドロ葉酸とホモシステインからメチオニンを合成）がある。

ビタミンB_{12}は腸内細菌からも合成されるので欠乏症はまれだが，吸収には胃から分泌される内因子が必要なため，胃切除や胃壁細胞に対する自己免疫疾患患者では内因子の欠乏により吸収が阻害されるため欠乏し，悪性貧血（巨赤芽球性貧血）や神経障害が起こる。

◆ビタミンC

ビタミンCはアスコルビン酸と呼ばれ，その由来は「抗壊血病（anti-scorbutic）作用を有する酸」である。生体内では還元性が強く，抗酸化ビタミンとして知られる。細胞内での酸化還元反応に関与し，コラーゲン生成，骨形成，アミノ酸・ホルモンの代謝，カルニチン合成，コレステロール代謝などに関与する。小腸での鉄の吸収においても，3価鉄を2価鉄に還元し溶解性を高めている。また，炎症性サイトカインの産生抑制や抗酸化能作用などにも関与する。

ビタミンCはビタミンの中で最も必要量が多い。欠乏症として，出血，紫斑が主症状の壊血病が挙げられる。健常人での過剰摂取の毒性は報告されていないが，悪心，嘔吐，下痢などの消化器症状が現れることがある。

◆ビオチン

ビオチンはカルボキシラーゼの補酵素であり，糖新生，分岐鎖アミノ酸代謝，脂肪酸合成，DNAの合成などに関与する。腸内細菌によって合成されるので欠乏症はまれであるが，卵白の成分であるアビジンはビオチンと強力に結合して不溶性になるため，卵白を取りすぎると卵白症（下痢が主症状）となる。

◆葉酸

葉酸の生体内での活性型は還元型のテトラヒドロ葉酸であり，メチル基などの転移反応に関する補酵素となり，核酸の合成に関与している。また，メチル基の転位反応にはビタミンB_{12}（シアノコバラミン）も必要なため，ビタミンB_{12}が欠乏すると葉酸の欠乏も見られる。

葉酸欠乏は造血機能の異常，腸機能不全，心悸亢進などを示し，重度になると巨赤芽球性貧血を引き起こす。妊娠初期における葉酸の摂取により，二分脊椎症や神経管閉鎖障害を起こす可能性が低くなるため，妊娠可能な女性また妊娠初期には1日400μgの葉酸を摂取するよう，厚生労働省より推奨されている。

3）ビタミン類似作用物質

ビタミン類似作用物質とは，生体内で合成される化合物でビタミンと似た作用を示す物質であり，コリン（ビタミンB複合体の一種。細胞膜の構成保全作用），コエンザイムQ（別称ユビキノン。ミトコンドリアに存在しエネルギー産生に関与），α-リポ酸（別称チオクト酸。ピルビン酸デヒドロゲナーゼの補酵素として糖質代謝に関与），イノシトール（ビタミンB複合体糖質。細胞の浸透圧の調整作用），ビタミンP（ビタミンCの吸収を助け抗酸化作用を持つ），カルニチン（脂肪酸からのエネルギー産生に関与）などがある。

4) ビタミンの欠乏症・過剰症

　飽食の時代といわれる現在の日本人の食生活において，不足するビタミンはほとんどない。しかし，消化管の疾患や拒食症，過度のダイエットなどで，吸収量が低下することによりビタミン不足を引き起こすことがある。また，水溶性ビタミンが過剰に摂取された場合，尿中に排泄されるが，脂溶性ビタミンの場合では，生体内に蓄積し過剰症を引き起こす。

　ビタミンの欠乏症と過剰症について表3-3にまとめた。

表3-3　ビタミンの多く含まれる食品および欠乏症・過剰症

ビタミン	化学名	多く含まれる食品	欠乏症	過剰症
A	レチノール	人参，ニラ，ヤツメウナギ，小松菜	網膜色素形成不全症（夜盲症），角膜炎	食欲不振，脱毛，皮膚乾燥，骨・関節痛，肝脾腫，皮膚色素沈着，胎児奇形
D	カルシフェロール	魚肉，レバー，バター，卵黄，しいたけ	くる病，骨粗鬆症，歯牙発育障害	腸管のCa吸収増加による高Ca血症，腎へのCa沈着
E	トコフェロール	ゴマ，アーモンド	脳軟化症，クレアチン尿症	出血時間の延長
K	フィロキノン（K_1）メナキノン（K_2）	明日葉，ほうれん草，小松菜，納豆	新生児脳内出血	新生児溶血性貧血，吐き気，血圧低下
B_1	チアミン	豚肉，うなぎ，かつお，鶏レバー	脚気，ウエルニッケ脳症	
B_2	リボフラビン	レバー，さんま，さば	口角炎，舌炎，口唇炎	
ナイアシン	ニコチン酸	かつお，さば，小麦胚芽	ペラグラ，皮膚炎，中枢神経炎	
パントテン酸		レバー，牛乳，魚肉，大豆	蟻走感，疼痛，足のしびれ	
B_6	ピリドキシン	鶏肉，魚，卵	末梢神経炎，皮膚炎，シュウ酸結石	知覚障害
B_{12}	シアノコバラミン	明日葉，カキ，あさり，牛肉，卵	悪性貧血，メチルマロン酸尿症	
C	アスコルビン酸	アセロラ，ローズヒップ，新鮮な野菜・果物，緑茶	壊血病	下痢，尿路結石
ビオチン		レバー，いわし，ピーナッツ	筋肉痛，皮膚炎	
葉　酸	プテロイルグルタミン酸	レバー，牛乳，緑黄色野菜，さつまいも，クルミ	巨赤芽球性貧血，神経管閉鎖障害（胎児）	

（注）ナイアシンは高コレステロールに起因する心筋梗塞などの疾病の予防と治療に投与されるが，1度に100〜200mg以上のニコチン酸を投与すると，体のほてりや痒みが出るフラッシングを生ずる。2〜3時間で治る薬理作用である。

（5）ミネラルの種類

ミネラルは骨格を組成するもの，代謝に関するもの，抗酸化作用など健康の維持に必要不可欠な物質である。ミネラルは生体で合成することができず，食事から摂取する必要がある。生体内に100mg以上含まれるマクロミネラルとして，カルシウム，リン，カリウム，硫黄，塩素，ナトリウム，マグネシウムの7種類があり，微量に含まれるミクロミネラルとして，鉄，亜鉛，銅，マンガン，ヨウ素，セレン，モリブデン，コバルト，クロム，フッ素，ケイ素，ルビジウム，臭素，鉛，アルミニウム，カドミウム，ホウ素，バナジウム，ヒ素，ニッケル，すず，リチウムの22種類がある。

1）食事摂取基準の設定されているミネラル

13種類のミネラル（ナトリウム，カルシウム，鉄，リン，マグネシウム，カリウム，銅，ヨウ素，マンガン，セレン，亜鉛，クロム，モリブデン）について，食事摂取基準が決められている。

◆ナトリウム

細胞外液の主要な陽イオンであり，浸透圧の調節や筋の収縮，神経伝達，体液のpH調整に関与している。水分を保持し，循環血液量を維持し，血圧を調整する。過剰摂取すると液量が増大し，高血圧となる。日本人では伝統的な食事に含まれる塩分量が多いため，過剰摂取に注意すべき栄養素である。

◆カルシウム

生体内で最も多く存在するミネラルであり，約99％は骨や歯に存在する。残り1％はイオン化カルシウムやリン酸塩として存在し，神経，筋肉の興奮性の抑制，血液凝固因子，酵素の賦活剤としての役割を担う。

吸収には活性型ビタミンDが必要であり，カルシウム結合たんぱくであるカルモジュリンの合成を促進する。副甲状腺ホルモンのパラソルモン（PTH）は骨からカルシウムを放出，腸管からの吸収促進，腎臓での再吸収を促進し血中濃度を増加させる。甲状腺ホルモンのカルシトニンは骨へのカルシウム沈着，腸管からの吸収抑制，腎臓での再吸収を抑制し血中濃度を減少させる。日本人にとって不足している栄養素の1つである。

◆鉄

鉄は主にヘモグロビンの構成成分として存在し，酸素を運搬する。鉄は吸収率のよいFe^{2+}のヘム鉄と吸収率の悪いFe^{3+}の非ヘム鉄があり，食品中に含まれる鉄は非ヘム鉄が多い。吸収はFe^{2+}の形で小腸から行われるが，Fe^{3+}からFe^{2+}に還元させるにはビタミンCが必要であるため，食事ではビタミンCとの同時摂取が望ましい。また，クエン酸は鉄の溶解度を増加させ吸収を促進する。吸収を阻害するものとして茶に含まれるタンニンや，食物繊維，フィチン酸が挙げられる。欠乏すると鉄欠乏性貧血になる。

◆リン

カルシウムやマグネシウムとともに骨や歯を形成する。ATPやクレアチンリン酸などの高エネルギー化合物としてエネルギー授受に関与し，また核酸や細胞膜を構成し，細胞の成

長や神経・筋肉の機能の正常化に関与する。リンの過剰摂取は，小腸でのカルシウムの吸収を阻害する。カルシウムとリンの摂取は，1：1が理想的とされる。

◆ マグネシウム

50～60％はヒドロキシアパタイトの形で骨や歯に存在し，残りは脳や神経・筋肉に存在する。カルシウムと拮抗し，筋収縮の制御や血管を拡張させ血圧を下げたり，多くの酵素の補助因子として働き，糖質代謝に関与するピルビン酸キナーゼや，細胞膜の能動輸送に関与するATPアーゼの活性化作用を持つ。

◆ カリウム

細胞内液の主要な陽イオンで，浸透圧調節や酸─塩基平衡の維持，神経や筋肉の興奮伝達に重要な役割を果たす。ナトリウムに対して拮抗的な作用を持ち，血圧降下や筋肉の収縮などの働きがあり，ナトリウムの排泄にも関与している。

◆ 銅

銅は約半分が骨・筋肉に存在し，残りは肝臓，心臓，脳などに存在する。小腸から吸収され，血中では銅結合たんぱくであるセルロプラスミンと結合し存在する。シトクロムCオキシダーゼの構成成分として，電子伝達系に関与する。また，銅依存性の酵素の活性中心に結合し活性化させる。血中のFe^{2+}をFe^{3+}にする酵素であるフェロキシダーゼなどの活性化に関与する。したがって，銅欠乏によりヘム鉄の合成が阻害され，貧血を引き起こす。ほかに欠乏すると，コレステロール・糖代謝異常などを起こす。過剰摂取では，嘔吐，下痢，低血圧，黄疸を起こす場合がある。

◆ ヨウ素

ヨウ素は約8割が甲状腺に存在し，甲状腺ホルモンであるサイロキシン（T_4），トリヨードサイロニン（T_3）の構成成分となる。サイロキシンは，エネルギー産生，体温や呼吸の調節，組織の新生・分解に関与し，基礎代謝に関与する。ヨウ素の欠乏により甲状腺腫を引き起こす。妊婦の場合は，死産・流産，胎児の先天性甲状腺機能低下症を引き起こす。

◆ マンガン

マンガンは約1/4が骨に，残りは肝臓，膵臓，腎臓等に存在する。正常な骨の形成，甲状腺ホルモンの生成，生殖の維持に必要である。また，ピルビン酸カルボキシラーゼの構成成分として糖新生，尿素回路のアルギナーゼの構成成分として尿素生成に関与する。食物中のマンガンはMn^{2+}となり小腸で吸収され，血中ではβ-グロブリンと結合し循環する。マンガンの吸収は鉄と競合しており，鉄の過剰摂取でマンガンの吸収阻害が起こる。

◆ セレン

セレンはたんぱく質と結合した形で存在し，抗酸化酵素の一種であるグルタチオンペルオキシダーゼの構成成分で，活性酸素の発生を抑制する。また，血圧の調節に関与するプロスタグランジンの構成成分である。セレンは毒性が強く，過剰摂取では皮膚病変，食欲不振，貧血などの症状が現れ，急性中毒症状として神経障害，心筋梗塞，腎不全などが挙げられる。

◆ 亜鉛

亜鉛は肝臓，腎臓，毛髪，眼球の硝子体，前立腺に多く含まれ，たんぱく質代謝系酵素の

活性化に関与している。DNAに結合して複製を行うジンクフィンガーの成分であり，DNA，RNAの合成に関与する。インスリン合成にも必要で，亜鉛欠乏では耐糖能が低下する。味覚を感じる味蕾細胞の新陳代謝に関与し，味覚を正常に維持する。抗酸化酵素のスーパーオキシドジスムターゼ（Zn-SOD）の構成成分でもある。亜鉛の吸収は鉄，銅と競合しており，摂取不足で味覚障害や成長障害，性腺発達障害，免疫力の低下，皮膚炎などが起こる。

◆クロム

クロムは生体内の細胞に広く分布し，糖代謝，たんぱく質代謝，脂質代謝に関与する。インスリンの働きを増強するクロモジュリンに結合しており，血糖値の正常化に必要である。小腸で吸収され，血中では鉄結合たんぱくのトランスフェリンと結合している。

欠乏により，耐糖能の低下，神経障害，体重減少などが見られる。吸収率が3％と非常に低いため，過剰摂取は起きにくい。

◆モリブデン

モリブデンは肝臓，腎臓，副腎に多く存在する。プリン体の分解に関与するキサンチンオキシダーゼ，アミノ酸代謝に関与するアルデヒドオキシダーゼ，ニトロゲナーゼなどモリブデン酵素を活性化させる。NAPDHオキシダーゼの成分であり，エネルギー代謝に関与する。食物中のモリブデンは胃と小腸で，受動輸送，能動輸送により容易に吸収される。

2）ミネラルの欠乏症・過剰症

ミネラルは体内で合成することができないため，食事によって摂取しなければならない。ビタミンよりも欠乏症や過剰症が起こりにくいが，サプリメントなどでは過剰症を引き起こす可能性があるため，摂取量には注意が必要である。

ミネラルの欠乏症と過剰症について表3-4にまとめた。

（6）食物繊維の種類と機能

食物繊維とは難消化性の炭水化物であり，ヒトの消化酵素では消化されない食物中の難消化性成分の総体と定義されている。以前は栄養的には必ずしも必要でない成分と考えられていたが，摂取量の増加により心筋梗塞や糖尿病の発症リスクの低減，血圧やLDL-コレステロール値との負の相関，大腸がんのリスク低減，便通の改善など，生活習慣病の発症リスクと関連性があることが報告されている。その結果，食物繊維の摂取により健康増進効果が期待できると重要視されるようになった。日本人の食事摂取基準（2015年版）では，摂取量の目標量が策定され，1日当たり成人男性20g以上，成人女性18g以上を摂取するよう推奨されている。

食物繊維には，その溶解度から水溶性食物繊維と不溶性食物繊維に分類されている。

1）水溶性食物繊維

水溶性食物繊維は保水性が高く粘性があり，食物の移動速度と糖質の消化を遅らせること

表3-4　ミネラルの多く含まれる食品および欠乏症・過剰症

ミネラル	多く含まれる食品	欠乏症	過剰症
ナトリウム	みそ，しょうゆ	血圧低下，ショック	高血圧
カルシウム	牛乳，チーズ，ケール，ブロッコリー	骨粗鬆症，テタニー，てんかん，イライラ感	腎結石，腎石灰沈着
鉄	大豆，レバー，貝類	鉄欠乏性貧血	胃腸障害，便秘，鉄沈着，亜鉛の吸収阻害
リン	鮭，スキムミルク，オートミール	副甲状腺機能亢進症，骨疾患	腎機能障害，副甲状腺機能低下
マグネシウム	青のり，ひじき，アーモンド，大豆	循環器疾患（虚血性心疾患），こむらがえり，不整脈	下痢，軟便
カリウム	ドライフルーツ，バナナ，ほうれん草	脱力感，食欲不振，不整脈	精神錯乱，不整脈，心ブロック
銅	カキ，牛・豚レバー，カシューナッツ	小球性貧血，毛髪異常，白血球減少	嘔吐，下痢，黄疸
ヨウ素	エビ，カキ，牛乳	甲状腺腫	甲状腺機能不全
マンガン	小麦ふすま，小麦胚芽，ココア，貝類	骨病変，成長障害	精神障害，中枢神経系障害
セレン	ロブスター，あさり，かに，カキ	心筋障害など	爪の変形，末梢神経障害
亜鉛	カキ，牛肉，ラム肉，卵，ヨーグルト	味覚障害，免疫力低下，皮膚炎，うつ病	神経症状，免疫障害，銅欠乏症
クロム	ブロッコリー，ハム，ブドウジュース	耐糖能低下，糖尿病，動脈硬化，角膜疾患	嘔吐，下痢，腎葉細管障害
モリブデン	豆類，牛乳，乳製品	成長遅延	下痢，心不全，関節痛

で糖分の吸収速度を穏やかにするため，食後血糖値の急激な上昇を抑制し，代謝関連の疾患予防に効果があるとされる。また，腸内で胆汁酸やコレステロールを吸着し，排泄を促進させることから，食後のコレステロールや脂質の上昇を抑制する。

2) 不溶性食物繊維

　不溶性食物繊維は水分を吸収保持し便量を増加させ，便の腸内滞留時間を短縮し体外に排出させる作用があるとされている。発がん物質などの有害物質の滞留時間が短くなることで，発がんリスクの低減にも効果がある。

　食物繊維を添加した食品が多数市販されているが，過剰摂取すると下痢などの消化器症状を起こす場合があるため，摂取量には注意が必要である（表3-5）。

表3-5　食物繊維の種類

分類	由来	名称	含まれる食品
水溶性	植物性	ペクチン	果物，野菜
		イヌリン	百合根，ごぼう
		グアーガム	マメ科植物，大麦，オーツ麦
		グルコマンナン	こんにゃく
	動物性	コンドロイチン硫酸	サメの軟骨
	人工物	難消化性デキストリン	でんぷん由来
不溶性	植物性	セルロース	穀物，野菜
		アガロース	寒天
	動物性	キチン・キトサン	エビ，カニ

2 栄養素の消化と吸収

（1）糖質の消化と吸収

　糖質は消化管内で単糖類に分解，小腸粘膜で吸収され，門脈を経て肝臓へ運ばれる。グルコースは全身に運ばれエネルギーとして利用され，それ以外の単糖類は肝臓で個々に代謝される。

（2）たんぱく質の消化と吸収

　たんぱく質は胃で分泌される消化酵素のペプシンによって分解され，ポリペプチドとなり，小腸で膵臓から分泌されたトリプシンによって，リジン，アルギニンのC末端側ペプチド結合が切り離され，さらに小さなペプチドとなる。膵臓から分泌されたカルボキシルペプチダーゼによってC末端アミノ酸が，またアミノペプチダーゼによってN末端アミノ酸が切り離されアミノ酸が遊離する。トリペプチドはトリペプチダーゼにより，ジペプチドはジペプチダーゼにより加水分解されてアミノ酸になる。

　吸収はATPのエネルギー消費を伴う能動輸送によって行われる。吸収されたアミノ酸は毛細血管および門脈を経て，肝臓へ送られる。アミノ酸は種類によって吸収速度が異なり，特殊な場合では低分子のペプチドのまま吸収されることもある。

（3）脂質の消化と吸収

　脂質は胆汁酸により乳化され，膵リパーゼにより加水分解され，脂肪酸，グリセロール，β-モノアシルグリセロールに分解される。脂肪酸は主に小腸上皮において，エネルギーの必要がない拡散によって吸収される。C_{12}以下の脂肪酸とグリセロールは遊離の形で門脈を経て肝臓で代謝され，C_{14}以上の脂肪酸とβ-モノアシルグリセロールはトリグリセリドに再合成され，リン脂質などとともにカイロミクロンとなり血中を移動する。

(4) ビタミンの吸収

1) 脂溶性ビタミンの吸収

ビタミンAとビタミンDの吸収は脂質の吸収に依存しており，小腸上皮で吸収された後，カイロミクロンに取り込まれ，肝臓へ輸送される。ビタミンEとビタミンKは胆汁でミセル化され，小腸上皮で吸収される。

2) 水溶性ビタミンの吸収

ナイアシン，ビタミンB_6は単純拡散（受動輸送）により小腸上皮で吸収される。ビタミンB_{12}は胃粘膜細胞から分泌される内因子と結合し，回腸で吸収される。

その他の水溶性ビタミンは，微絨毛膜のトランスポーターを介する能動輸送によって，小腸上皮で吸収される。

(5) ミネラルの吸収

カルシウムは，十二指腸と空腸で能動輸送と受動輸送によって吸収される。鉄は十二指腸で吸収される。体内における鉄の貯蔵率が低いと鉄吸収率は高くなる。ビタミンCは鉄の還元に関与し，鉄が吸収されやすい形にする。銅は十二指腸から吸収され，アルブミンと結合し肝臓に運ばれ貯蔵される。その他のミネラルは，小腸上皮で吸収される。

3 栄養素の代謝

代謝とは生体で起こる分解反応，合成反応などすべての反応を指すが，本項では栄養素の代謝として主にエネルギーの産生に関与するものを取り上げる。

(1) 糖質の代謝

糖質の代謝は，グルコースが解糖系，クエン酸回路，電子伝達系を経てCO_2とH_2Oに代謝され，エネルギーとしてATPを産生する。血糖上昇時，過剰なグルコースはグリコーゲンとして肝臓に貯蔵される。血糖低下時には糖新生によってグルコースが生成され，血糖値の維持とグルコースのみをエネルギー源とする脳や赤血球などに供給する。

(2) 解糖系

解糖系は細胞質内で行われ，好気的条件下ではグルコースからピルビン酸まで，嫌気的条件下では乳酸まで代謝される。

解糖系ではATPとピルビン酸，NADHを生成するが，NADHは電子伝達系においてATPを生成する。嫌気的条件下では解糖系で生成したNADはピルビン酸を還元し，乳酸を生成する時に使われる。

電子伝達系でミトコンドリア膜を通過する時に2ATPが消費されるので，筋肉，脳（神経）では，好気的条件下ではグルコース1分子から，6ATPと2分子のピルビン酸を生成する。

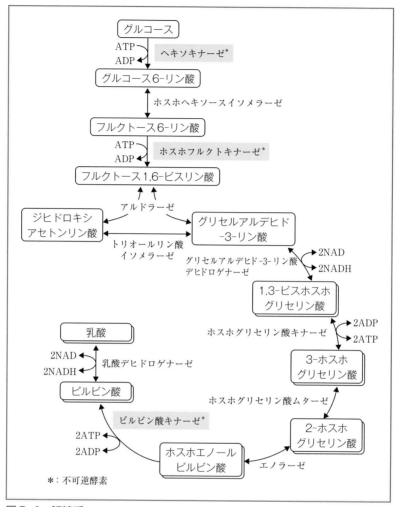

図3-4　解糖系

　肝臓や心臓などでは，ミトコンドリア膜通過時にATPの消費がないため，8ATPと2分子のピルビン酸が生成される。

　また筋肉においては，激しい運動時などの嫌気的条件下では，NADHがピルビン酸を還元し，乳酸にまで代謝される。グルコース1分子から，ATPが2分子（電子伝達系で生成されないため）と2分子の乳酸が生成される（図3-4）。

　解糖系の調節（律速酵素）は，不可逆反応であるヘキソキナーゼ，ホスホフルクトキナーゼ，ピルビン酸キナーゼによって行われる。これらはATP濃度が高くなると阻害されるため，フィードバック機構により解糖系が調節されている。

(3) グリコーゲンの合成と代謝

　過剰なグルコースは肝臓でグリコーゲンとなり，肝臓や筋肉に貯蔵され，血糖低下時に分解されグルコースとなる。グリコーゲンの合成・分解は解糖系と密接に関連している。

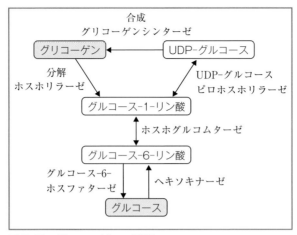

図3-5　グリコーゲンの代謝

　グリコーゲンの合成は，グルコースがヘキソキナーゼによってリン酸化されてグルコース-6-リン酸となり，ホスホグルコムターゼによりグルコース-1-リン酸となる。その後，UDP-グルコースピロホスホリラーゼによってUDP-グルコースとなり，グリコーゲンシンターゼによってグリコーゲンを生成する（図3-5）。

　血糖低下時には肝臓でグリコーゲンが分解され，グルコースが生成される。グリコーゲンはホスホリラーゼによってリン酸化される。そして，グルコース-1-リン酸を経て，グルコース-6-リン酸となり，グルコース-6-ホスファターゼによってグルコースを生成する（図3-5）。筋肉中にはこのグルコース-6-ホスファターゼが存在しないため，グリコーゲンからはグルコースが生成されない。そのため，グルコース-6-リン酸から解糖系によって代謝が行われ，エネルギーが産生される。したがって，筋肉中のグリコーゲンが分解されても，血糖に影響はない。

（4）クエン酸回路（TCA回路）

　クエン酸回路はミトコンドリア内のマトリックスに存在し，解糖系で好気的に生じたピルビン酸がCO_2とH_2Oに分解される経路である。クエン酸回路では1分子のピルビン酸から3分子のCO_2と5分子のH_2O，1分子のATP，4分子のNADH，1分子の$FADH_2$が生成される。その後，NADH，$FADH_2$の1分子は，電子伝達系でそれぞれ3分子と2分子のATPを生成するため，$4 \times 3 + 1 \times 2 = 14$分子のATPが生成される。したがって，最終的に1分子のピルビン酸から生成するATPは15分子となる（図3-6）。

（5）電子伝達系

　電子伝達系はミトコンドリア内にあるクリステに存在し，O_2を用いATPを産生するため呼吸鎖とも呼ばれる。NADHや$FADH_2$を酸化的リン酸化し，H_2Oと同時にATPを生成する。1分子のNADHからは3分子のATPを，1分子の$FADH_2$からは2分子のATPを生成する。

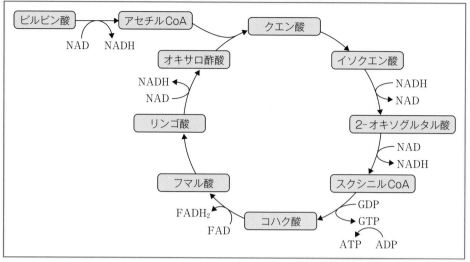

図3-6　クエン酸回路（TCA回路）

（6）糖新生

　糖新生は，解糖系を遡ることによってグルコースを合成する。糖新生の過程として，まずクエン酸回路を介して，乳酸からホスホエノールピルビン酸が生成される（乳酸→ピルビン酸→オキサロ酢酸→リンゴ酸→オキサロ酢酸→ホスホエノールピルビン酸）。その後，不可逆反応のヘキソキナーゼ，ホスホフルクトキナーゼ，ピルビン酸キナーゼは，それぞれグルコース-6-ホスファターゼ，フルクトースビスホスファターゼ，ホスホエノールピルビン酸カルボキシナーゼによって解糖系を逆行し，糖新生が行われる（図3-7）。

（7）たんぱく質（アミノ酸）の代謝

　たんぱく質（アミノ酸）の代謝は，アミノ酸そのままの形で利用される場合と，分解されて利用される場合がある。

　アミノ酸として利用される場合は，種々のたんぱく質や酵素，ホルモンなどの生合成に用いられたり，生理活性物質（核酸構成塩基，生理活性ペプチド）などの合成の原料となる。

　分解されて利用する場合，脱アミノ反応としてアミノ基転移反応と酸化的脱アミノ反応がある。アミノ基転位反応では，アミノ基がアミノ基転移酵素によってグルタミン酸に集められ，アミノ基を失ったアミノ酸はケト酸となる。酸化的脱アミノ反応では，グルタミン酸がアンモニアと2-オキソグルタル酸に生成される。ケト酸は糖代謝経路に入り，解糖系またはクエン酸回路（糖質の代謝参照）の成分となることでエネルギーとして利用される。また，ケト酸の一部は脂肪酸に合成され，エネルギーやトリグリセリドの合成に利用される。アンモニアは，主に肝臓で尿素回路によって無害な尿素となり，排泄される（図3-8）。アンモニア1分子から尿素1分子が生成される。

　アミノ酸は脱炭酸反応によりアミン類となる。トリプトファンから神経伝達物質であるセロトニン，グルタミン酸から神経伝達物質であるγ-アミノ酪酸，ヒスチジンから炎症反応

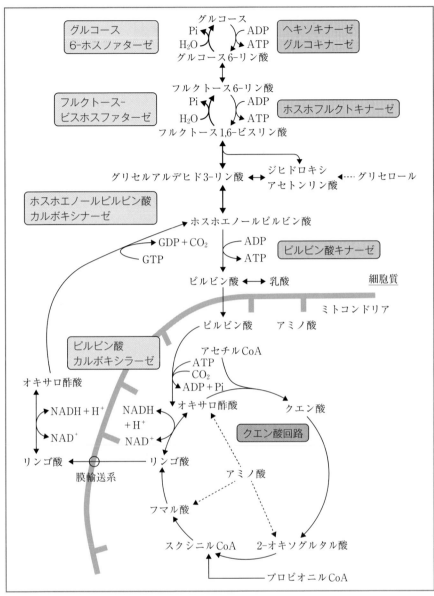

図3-7　糖新生

物質であるヒスタミンなどの生理活性物質が生成される。

（8）脂肪酸の代謝

1）脂肪酸のミトコンドリア内への取り込み

　脂肪酸は細胞質中でアシルCoA合成酵素によってATPを介して活性化され，アシルCoAとなる。アシルCoAはそのままの形ではミトコンドリア内膜を通過できないため，ミトコンドリア内膜中のカルニチンと結合し，アシルカルニチンとなり，カルニチンサイクルを経てミトコンドリア内に入り，再びCoAと結合してアシルCoAとなる（図3-9）。

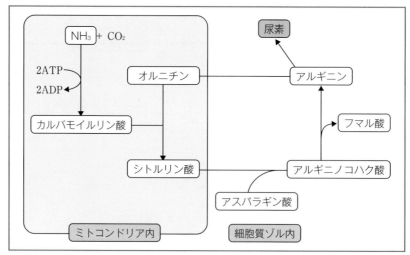

図3-8　尿素回路

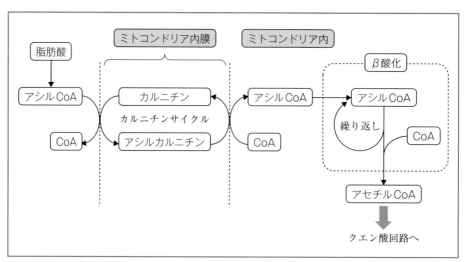

図3-9　脂肪酸の代謝

2）β酸化

　ミトコンドリア内のアシルCoAはβ酸化によって分解される。β酸化は1回転するごとに炭素が2つずつ切り離され，NADH，FADH$_2$，アセチルCoAを1つずつ生成する。NADHとFADH$_2$は電子伝達系においてそれぞれ3ATPと2ATPを生じる。また，1個のアセチルCoAはクエン酸回路で12ATPを生成する。例えば，C$_{16}$のパルミチン酸の場合，β酸化が完全に行われると，8個のアセチルCoAと7×5ATP＝35ATP，また，アセチルCoA8個はクエン酸回路で8×12ATP＝96ATPを生成し，合計131個のATPを生成する。ただし，パルミチン酸が活性化される時に2モルのATPが消費されるので，正味129個のATPが生成される（図3-9）。

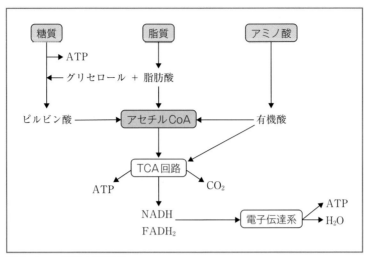

図3-10　代謝の関連性

（9）グリセロールの代謝

　脂質の代謝によって生じたグリセロールはリン酸化されてグリセロール-3-リン酸となり，脱水素反応でジヒドロキシアセトンリン酸になり，解糖系に入って代謝される〔（2）解糖系を参照〕。

（10）糖質・たんぱく質・脂質における代謝の関係

　たんぱく質（アミノ酸），脂質，糖質はそれぞれ代謝されるが，最終的にはクエン酸回路および電子伝達系において，エネルギーを産生する。たんぱく質，脂質，糖質の代謝の概略を図3-10に示す。

　それぞれの代謝をエネルギー産生の点からまとめると，糖質は解糖系から生じたピルビン酸を経てアセチルCoAを生じる。アミノ酸はケト酸となり糖代謝系に入り，アセチルCoAを生じる。脂質は脂肪酸を経てβ酸化でアセチルCoAを生じる。生じたアセチルCoAは，クエン酸回路で分解され，電子伝達系に運ばれ，エネルギーとしてATPを生じる。

理解度確認問題

問題1　血糖の調節について正しいのはどれか。

1. グルカゴンは血糖値を低下させる。
2. 脂肪酸はグルコースの合成材料になる。
3. 乳酸はグルコースの合成材料になる。
4. 筋肉中のグリコーゲンは血糖値を上昇させる。
5. インスリンは血中グルコースの脂肪組織への取り込みを抑制する。

問題2　脂質の代謝について正しいのはどれか。

1. VLDLのコレステロール含有率はLDLより大きい。
2. カイロミクロンは肝臓で合成されたトリアシルグリセロールを輸送する。
3. 末梢細胞のコレステロールのHDLへの取り込みはリポプロテインリパーゼが関与する。
4. 血中の遊離脂肪酸はアルブミンと結合して輸送される。
5. LDLのコレステロールの末梢細胞への取り込みはLCATが関与する。

問題3　たんぱく質・アミノ酸の代謝について正しいのはどれか。

1. バリンは塩基性アミノ酸である。
2. ロイシンは筋の合成を促進する。
3. アミノ酸の筋肉への取り込みはインスリンにより抑制される。
4. たんぱく質の平均半減期は筋肉より肝臓で長い。
5. トランスフェリンの半減期はレチノール結合たんぱくより短い。

問題4　栄養素の消化と吸収について正しいのはどれか。

1. でんぷんがα-アミラーゼにより分解されると，主にグルコースが生成される。
2. たんぱく質の消化は十二指腸から始まる。
3. トリアシルグリセロールの消化はトリプシンによる分解から始まる。
4. 2価鉄は3価鉄となり吸収される。
5. ビタミンB_{12}の吸収には内因子との結合が必要である。

問題5　糖質の代謝について正しいのはどれか。2つ選べ。

1. 腎臓は糖新生を行う。
2. 吸収された単糖類はリンパ管を介して肝臓に運ばれる。
3. 骨格筋はグリコーゲンからグルコースを生成する。
4. 肝臓はグルコースから脂肪酸を合成できない。
5. 脳は飢餓の時にケトン体を利用する。

問題6　脂溶性ビタミンについて正しいのはどれか。

1. ビタミン B_2 は体内の飽和量を超えると尿中への排泄量が低下する。
2. ナイアシンはアラニンから生合成される
3. 脂溶性ビタミンの吸収に胆汁酸は関与しない。
4. ビタミンKは腸内細菌によって合成される。
5. 食品中 β-カロテンのビタミンAとしての生体利用率はレチノールより低い。

問題7　水溶性ビタミンについて正しいのはどれか。2つ選べ。

1. ビタミンCは還元力を持つ。
2. ビタミン B_1 は体内貯蔵量が多いため欠乏しない。
3. ビタミン B_{12} が欠乏すると血中ホモシステイン値が低下する。
4. 葉酸が欠乏すると壊血病が起こる。
5. ナイアシンの必要量はエネルギー消費量が多くなると増加する。

問題8　ミネラルについて正しいのはどれか。2つ選べ。

1. クロムはインスリン作用を増強する。
2. 血中カルシウムイオンの低下は骨吸収を促進する。
3. セレンはスーパーオキシドジスムターゼ（SOD）の構成成分である。
4. マグネシウムを大量に摂取すると便秘が誘発される。
5. 亜鉛の過剰摂取により味覚障害が起こる。

問題9　鉄について正しいのはどれか。

1. 血中の鉄はセルロプラスミンと結合して存在する。
2. 消化管における非ヘム鉄の吸収率はヘム鉄と比べて高い。
3. 体内の機能鉄の大部分は骨格筋に存在する。
4. 赤血球の破壊で遊離した鉄はヘモグロビンの合成に再利用される。
5. 鉄欠乏により消化管における非ヘム鉄の吸収率は低下する

問題10　誤っているのはどれか。

1. 食物繊維はヒトの消化酵素によって消化されない。
2. 水溶性食物繊維は小腸における栄養素の吸収速度を遅延させる。
3. 水溶性食物繊維の摂取により，食べ物の消化管内滞留時間が短くなる。
4. 不溶性食物繊維は消化管内で膨潤する。
5. 不溶性食物繊維の多量摂取により便秘を引き起こす。

解答

問題1 〈解答〉3

1. グルカゴンは血糖値を上昇させる。
2. ピルビン酸はグルコースの合成材料になる。
4. 筋肉中のグリコーゲンは分解されエネルギーとして消費され血糖値の上昇は起こらない。
5. インスリンは血中グルコースの脂肪組織への取り込みを促進する。

問題2 〈解答〉4

1. VLDLのコレステロール含有率はLDLより小さい。
2. カイロミクロンは小腸から吸収されたトリアシルグリセロールを輸送する。
3. 末梢細胞のコレステロールのHDLへの取り込みは細胞膜に存在するATP binding cassette transporter A1（ABCA1）が関与する。
5. LDLのコレステロールの末梢細胞への取り込みはcholesterol ester transfer protein（CETP）が関与する。

問題3 〈解答〉2

1. バリンは疎水性アミノ酸である。
3. アミノ酸の筋肉への取り込みは，インスリンにより促進される。
4. たんぱく質の平均半減期は筋肉より肝臓で短い。
5. トランスフェリンの半減期はレチノール結合たんぱくより長い。

問題4 〈解答〉5

1. でんぷんが α – アミラーゼにより分解されると主にオリゴ糖が生成される。
2. たんぱく質の消化は胃から始まる。
3. トリアシルグリセロールの消化は膵リパーゼによる乳化から始まる。
4. 3価鉄は2価鉄となり吸収される。

問題5 〈解答〉1, 5

2. 吸収された単糖類は門脈を介して肝臓に運ばれる。
3. 骨格筋にはグルコース-6-ホスファターゼが存在しないためグルコースは生成されない。
4. 肝臓はグルコースから脂肪酸を合成できる。

問題6 〈解答〉4

1. ビタミンB₂は体内の飽和量を超えると尿中への排泄が増加する。

2. ナイアシンはトリプトファンから生合成される。

3. 脂溶性ビタミンの吸収には胆汁酸が関与する。

5. 食品中β-カロテンのビタミンAとしての生体利用率は高い。

問題7 〈解答〉1，5

2. ビタミンB₁は体内貯蔵量が少ないため欠乏しやすい。

3. ビタミンB₁₂が欠乏すると，血中ホモシステイン値が増加する。

4. 葉酸が欠乏すると巨赤芽球性貧血や神経管閉鎖障害などを起こす。

問題8 〈解答〉1，2

3. セレンはグルタチオンペルオキシダーゼ，プロスタグランジンの構成成分である。

4. マグネシウムを大量に摂取すると下痢が誘発される。

5. 亜鉛の摂取不足により味覚障害が起こる。

問題9 〈解答〉4

1. 血中の鉄はトランスフェリンと結合して存在する。

2. 消化管における非ヘム鉄の吸収率はヘム鉄と比べて低い。

3. 体内の機能鉄の大部分は赤血球に存在する。

5. 欠乏により消化管における非ヘム鉄の吸収率は増加する。

問題10 〈解答〉3

水溶性食物繊維の摂取により，食べ物の消化管内滞留時間が長くなる。

第4章

疾患と栄養

1 栄養アセスメント（nutritional assessment）

　人は日々，食からの栄養素をエネルギーとして活用し，生命を維持している。健康の維持には，この栄養素の代謝を良好な状態に維持していくための栄養マネジメント（栄養管理）が必要となる。特に疾患のある人や入院患者，介護施設に入所する高齢者には重要となる。そのため栄養マネジメントの目的を達成するには，栄養指標という評価を用いながら適切な手順①〜⑥に従い実施する。

　①栄養スクリーニング：栄養不良者等の対象者の抽出
　②栄養アセスメント：その時点の栄養状態の評価・判定
　③栄養マネジメント計画：栄養不良者に対する改善計画
　④改善計画の実施：栄養治療の提供，栄養教育の実施
　⑤実施後の評価・判定：栄養評価の改善，栄養教育の成果，問題点の把握
　⑥成果のフィードバックおよび新たな栄養治療，栄養教育の実施

　本項では，上記の手順のうち栄養アセスメントについて説明する。

（1）栄養アセスメントとは

　栄養アセスメントは，対象となる栄養不良者の栄養状態を各種指標による客観的結果および情報から判定することである。身体計測，生理・生化学的検査（臨床検査），問診・観察（臨床診査），食事摂取調査などを指標とし，環境要因や心理状態も考慮して栄養状態の総合評価・判定を行い，現状との因果関係を明らかにする。その結果から，栄養・食事療法の決定，栄養障害の診断，栄養不良者に対して具体的な栄養・食事療法の処方および効果判定，疾患の予後の推定などを行う。

（2）栄養アセスメントに用いる評価

　栄養評価には①主観的包括的評価と②客観的評価がある。

1）主観的包括的評価（subjective global assessment；SGA）

　主観的包括的評価では，低栄養状態など栄養に問題のある対象者を抽出し，階層化する。そして，主観的・自覚的な情報を本人や家族から面接，病歴聴取により聴き取り，カルテからの情報と身体状況とを併せて栄養状態の評価を行う。

　評価項目は，①病歴〔体重変化（平常時との比較），食事摂取状態変化（平常時との比較），

87

消化器症状（悪心，嘔吐，下痢，食欲不振など），活動性など〕，②身体的計測〔皮下脂肪の減少，筋肉の減少，浮腫の有無，腹水の有無〕がある。

　これら①，②の情報をもとに栄養状態を，A：栄養状態良好，B：中程度の栄養不良，C：重度の栄養不良で判定する。

2）客観的評価（objective data assessment；ODA）

　客観的評価には，①静的栄養指標，②動的栄養指標，および③総合的栄養指標がある（表4-1）。

② 疾患と食事療法

　傷病者の栄養必要量は，年齢や体格が同じであっても対象者の栄養状態や病態によりさまざまである。エネルギー，たんぱく質および脂質投与量算定の基本的な考え方を示す。

　これをもとに病態ごとにほかの栄養素の付加や制限を行う。

①エネルギー量

　a：侵襲や炎症などで代謝が亢進しているが，現体重を維持したい場合

　　⇒エネルギー量＝基礎エネルギー消費量×活動係数×ストレス係数

　　・基礎エネルギー消費量（BEE）：体重・身長・年齢より下記のHarris-Benedictの式より求める

　　・男性BEE ＝ 66.47 ＋ 13.75W ＋ 5.0H － 6.76A

　　・女性BEE ＝ 655.1 ＋ 9.56W ＋ 1.85H － 4.68A

　　　W：体重（kg），H：身長（cm），A：年齢（年）

　　・活動係数：寝たきり1.0，歩行可1.2，労働1.4～1.8

　　・ストレス係数：軽度1.2，中等度1.4，高度1.6，超高度1.8

　b：侵襲や炎症などによる代謝亢進がなく，目標体重に近づけたい場合

　　⇒まず体格指数（body mass index；BMI）をBMI＝体重kg/（身長m）^{2}として求め，BMI ＝ 22の時が最も有病率が低いことから，標準体重＝（身長m）^{2}×22から求める。

　　・エネルギー量を制限→25～30kcal/標準体重kg/日

　　・エネルギー普通量→30～35kcal/標準体重kg/日

　　・エネルギー量を付加→35～40kcal/標準体重kg/日

②たんぱく質量

　たんぱく質量を厳しく制限→0.6～0.8g/標準体重kg/日

　たんぱく質量を緩く制限→0.8～1.0g/標準体重kg/日

　たんぱく質普通量→1.0～1.2g/標準体重kg/日

　たんぱく質量を付加→1.2～1.5g/標準体重kg/日

③脂質量

　脂質量を制限する場合→0～30g/日

表4-1　栄養アセスメントの指標

①静的栄養指標	（測定時点の平均的な栄養状態の評価）
1.身体計測指標	（体脂肪量や体たんぱく量など身体全体の構成成分の割合を推定）
1）身長・体重計測	身長，体重：体重変化率，%平常時体重，身長体重比，%標準体重*1，体格指数（body mass index）*2 皮下脂肪厚：上腕三頭筋皮下脂肪厚，筋囲：上腕周囲長，上腕筋面積　体脂肪率*3
2.血液・生化学的指標	
1）血清総たんぱく，アルブミン（半減期17〜21日），血清脂質，コリンエステラーゼ，クレアチニン身長係数*4，血中ビタミン，微量元素	
2）末梢血中リンパ球数：免疫不全，栄養障害で低下	
3）皮内反応	遅延型皮膚過敏反応：免疫機能検査
②動的栄養指標	（短時間で変化する栄養状態の評価）
1.血液・生化学的指標	
1）rapid turnover protein：RTP（半減期が短いたんぱく）	トランスフェリン（Tf）：鉄の輸送（8〜9日），トランスサイレチン（TTR）：サイロキシンの輸送，RBPとの結合（2〜4日） レチノール結合たんぱく（RBP）：ビタミンAの輸送（0.5日）
2）たんぱく質代謝動態	窒素平衡*5
3）アミノ酸代謝動態	アミノグラム，フィッシャー比*6〔分岐鎖アミノ酸（BCAA）/芳香族アミノ酸（AAA），BTR（分岐鎖アミノ酸（BCAA）/チロシン（Tyr）〕
2.間接的熱量測定（エネルギー代謝の評価）	安静時エネルギー消費量*7（REE），呼吸商*8（RQ），糖利用率
③総合的栄養指標	いくつかの指標を組み合わせて栄養学的なリスクを総合的に判断
1.予後栄養指数（prognostic nutritional index：PNI）	血清アルブミン値，上腕三頭筋皮下脂肪厚，血清トランスフェリン値，遅延型皮膚過敏反応から算出（術後経過の予測や各種疾患の治療効果，予後の予測に用いる）

1　%標準体重（ideal body weight%IBW）　IBW(kg)=[身長(m)]^2×22　%IBW=現体重(kg)/IBW×99

*2　体格指数（body mass index：BMI）　BMI=体重(kg)÷[身長(m)]^2

*3　体脂肪率　体脂肪率(%)=体脂肪量(kg)÷体重(kg)×99　生体インピーダンス法（BIA法）による

*4　クレアチニン身長係数（creatinine height index：CHI）　CHI=100×23時間クレアチニン排泄量÷標準クレアチニン排泄量
標準クレアチニン排泄量=標準体重×クレアチニン係数［女：18mg/標準体重（kg），男：22mg/標準体重（kg）］

*5　窒素平衡は窒素バランスのほか，CHI，尿中3-メチルヒスチジン排泄量などを用いる
窒素バランス(g/dL)=摂取窒素量-排泄窒素=たんぱく質摂取（g/日）÷換算係数(6.25)-[尿中尿素窒素(g/日)+4]

*6　フィッシャー比（モル比）=分岐鎖アミノ酸/芳香族アミノ酸=ロイシン・イソロイシン・バリン/チロシン・フェニルアラニン

*7　安静時エネルギー消費量（resting energy expenditure：REE）　REE=基礎代謝量×約1.1　基礎代謝量=基礎代謝基準値×体重（kg）

*8　呼吸商（respiratory quotient：RQ）　RQ=生成された二酸化炭素/消費された酸素量（糖質：1.00，たんぱく質：0.85，脂質：0.70）

　　脂質普通量→30〜50g/日（エネルギー比20〜25%）

　次に，各疾患における病態解析と食事療法（エネルギー量算出は上記のbに基づく）を解説する。

（1）代謝性疾患

1）肥満と肥満症

　肥満とは，体内の脂肪組織に脂肪が過剰に蓄積した状態をいい，体脂肪分布の違いにより内臓脂肪型肥満と皮下脂肪型肥満に分類される。内臓脂肪型肥満は糖尿病，高血圧，脂質異常症といった生活習慣病が要因となり動脈硬化性疾患を早期に発症させる。皮下脂肪型肥満はこのようなリスクはあまりない。肥満には基礎疾患（クッシング症候群，甲状腺機能低下症など）が原因で起こる2次性肥満と，過食，運動不足が原因で多くの人にみられる原発性肥満がある。肥満の診断は，BMIから診断する方法が多く用いられ，日本人ではBMI 18.5未満を低体重，18.5以上25未満を普通体重，25以上を肥満，35以上を高度肥満とする。BMI 22が最も有病率が低いことからBMIが22になるような体重，すなわち（身長m）^{2}×22を標準体重とする。

　肥満症とは，肥満診療ガイドライン2016（日本肥満学会）で「肥満症とはBMI 25以上で肥満と判定され，かつ肥満に起因あるいは関連する健康被害を併せ持つか，内臓脂肪が過剰蓄積した高リスク肥満である場合」と明記されている。

　食事療法は，標準体重に近づけるように体重の減量を目的とし，栄養バランスの取れたエネルギー制限食を基本とする。

①エネルギー量：肥満症（BMI 25以上35未満）では，25kcal/標準体重kg/日以下を目安に減量する。高度肥満症（BMI 35以上）では，20～25kcal/標準体重kg/日を目安とし，600kcal/日以下の超低エネルギー食（VLCD）も選択される。
②栄養バランス：エネルギー比率を糖質50～60%，たんぱく質15～20%，脂質20～25%を保つようにする。
③たんぱく質：1.2～1.5g/標準体重kg/日を目安にする。体組織の破壊を防ぎ，アミノ酸を供給するために必要である。
④糖質量：80～100g/日は必要である。極端な制限は，脂質代謝の亢進からケトン体が増加しケトアシドーシスになる危険性がある。菓子類やジュースなどの嗜好品は禁止する。
⑤脂質量：必須脂肪酸確保のために20g/日以上の摂取が望ましい。
⑥その他：野菜類（食物繊維，ビタミンなど），海藻類（ミネラルなど）を多く摂取する。

2）糖尿病

　糖尿病とは，インスリンの分泌障害もしくはインスリン抵抗性によるインスリン作用不足に基づく慢性の高血糖状態を主徴とし，特徴のある種々の代謝異常を来す代謝性疾患である。急激な高度のインスリン作用不足により，著しい高血糖値，ケトアシドーシス，高度の脱水を生じると糖尿病性昏睡を来す恐れがある。また慢性的な高血糖や代謝異常は口渇，多飲，多尿，全身倦怠感，体重減少などの症状を呈する。さらに，網膜症，腎症，神経障害，動脈硬化症などの合併症を引き起こしやすくなる。

　食事療法は，適正なエネルギー摂取とバランスの取れた食品構成を基本とする。

①エネルギー量：軽労作時25〜30kcal/標準体重kg/日

普通労作時30〜35kcal/標準体重kg/日

重労作時35〜kcal/標準体重kg/日

②たんぱく質量：1.0〜1.2g/標準体重kg/日

③野菜の摂取：300g/日以上

④食品交換表の利用：簡単にエネルギー量を合わせることができるように，「糖尿病治療のための食品交換表」（日本糖尿病学会）を利用するとよい（表4-2）。食品交換表は食品を栄養の成り立ち別にⅠ〜Ⅳ群6表に分類し，80kcalを1単位として示されている。したがって，同じ表の中であれば同じ単位で食品を交換しても栄養のバランスが崩れない。

3）脂質異常症

脂質異常症とは，空腹時採血にて高LDLコレステロール血症，高non HDLコレステロール血症や高トリグリセリド血症，または低HDLコレステロール血症の症状を示すことをいう。脂質異常症診断基準を表4-3に示す。

脂質異常症の早期診断・治療の目的は，動脈硬化の予防である。血液中の過剰のLDLは，酸化などの修飾を受け血管壁でマクロファージに取り込まれる。このマクロファージは，脂肪滴をたくさん含んだ泡沫細胞となって集積し，動脈硬化初期病変を形成する。一方HDLは，これらの末梢で蓄積されたコレステロールを肝臓へ逆転送する働きがあり，抗動脈硬化的に働く。そのため，LDLの低下およびHDLの増加は動脈硬化症疾患の発症を抑制する。

食事療法は，魚の摂取量が多くバランスの取れた伝統的な日本食を基本とする。

表4-2　糖尿病治療のための食品交換表

食品の分類			食品の種類	1単位（80kcal）当たりの栄養素含有の平均値（g）		
				炭水化物（g）1gあたり4kcal	たんぱく質（g）1gあたり4kcal	脂質（g）1gあたり4kcal
Ⅰ群	炭水化物を多く含む食品	表1	穀物，いも，炭水化物の多い野菜と種実，豆（大豆を除く）	18	2	0
		表2	果物	19	1	0
Ⅱ群	たんぱく質を多く含む食品	表3	魚介，肉，卵，チーズ，大豆とその製品	1	8	5
	魚介，肉，卵，チーズ，大豆とその製品	表4	牛乳と乳製品（チーズを除く）	7	4	4
Ⅲ群	脂質を多く含む食品	表5	油脂，多脂性食品	0	0	9
Ⅳ群	ビタミン，ミネラルを多く含む食品	表6	野菜（炭水化物の多い一部の野菜を除く），海藻，きのこ，こんにゃく	14	4	1
調味料			みそ，さとう，みりんなど	12	3	2

（日本糖尿病学会　編著：糖尿病食事療法のための食品交換表 第7版, p13, 文光堂, 2013をもとに作成）

表4-3　脂質異常症診断基準（空腹時採血）*

LDLコレステロール	140mg/dL以上	高LDLコレステロール血症
	120〜139mg/dL	境界域高LDLコレステロール血症**
HDLコレステロール	40mg/dL未満	低HDLコレステロール血症
トリグリセライド	150mg/dL以上	高トリグリセライド血症
Non-HDLコレステロール	170mg/dL以上	高non-HDLコレステロール血症
	150〜169mg/dL以上	境界域高non-HDLコレステロール血症**

* 10時間以上の絶食を「空腹時」とする。ただし水やお茶などカロリーのない水分の摂取は可とする。
** スクリーニングで境界域高LDL-C血症，境界域高non-HDL-C血症を示した場合は，高リスク病態がないか検討し，治療の必要性を考慮する。
• LDL-CはFriedewald式（TC-HDL-C-TG/5）または直接法で求める。
• TGが400mg/dL以上や食後採血の場合はnon-HDL-C（TC-HDL-C）かLDL-C直接法を使用する。ただしスクリーニング時に高TG血症を伴わない場合はLDL-Cとの差が+30mg/dLより小さくなる可能性を念頭においてリスクを評価する。

（日本動脈硬化学会（編）：動脈硬化性疾患予防ガイドライン2017年版．日本動脈硬化学会，2017）

◆ 高LDL-コレステロール血症

①脂質量：飽和脂肪酸エネルギー比率は7%未満を目安とする。コレステロール摂取は200mg/日以下にする。コレステロールと飽和脂肪酸を多く含む肉の脂身，内臓，皮，乳製品，卵黄およびトランス脂肪酸を含む菓子類，加工食品の摂取を抑える。
②食物繊維：不溶性繊維，水溶性繊維の両方とも25g/日以上しっかり摂る。食物繊維と植物ステロールを含む未精製穀類，大豆製品，海藻，野菜類の摂取を増やす。

◆ 高TG血症

①脂質量：脂肪エネルギー比率を15%以下に制限し，n-3系多価不飽和脂肪酸を多く含む魚類の摂取を増やす。
②糖質量：制限する。菓子類，飲料，穀類の摂取を減らす。
③アルコール量：25g/日以下とし過剰摂取を控える。禁酒が望ましい。

◆ 低HDL-コレステロール血症

①脂質量：トランス脂肪酸の摂取を控える。n-6系多価不飽和脂肪酸の摂取を減らすために，植物油の過剰摂取を控える。

4）痛風・高尿酸血症

　尿酸は，核酸の構成成分であるプリン体の最終産物である。血漿中での尿酸の溶解度は7.0mg/dL程度であり，血清尿酸値が7.0mg/dL以上を高尿酸血症という。高尿酸血症を引き起こす要因としては，肥満，アルコール，果糖やプリン体の過剰摂取，無酸素運動などがある。この中で，果糖やプリン体の過剰摂取は肝臓での尿酸産生を増加させる。また，肥満，アルコール，無酸素運動は尿酸産生過剰とともに腎尿細管における排泄低下も起こす。高尿酸血症だけでは無症状であるが，関節滑膜に尿酸結晶が析出して，突然の激痛を伴う急性関

節炎発作を主症状とする。この病態を痛風と呼ぶ。合併症としては腎症，尿路結石，高血圧・心血管系疾患，脂質異常症，メタボリックシンドロームなどがある。そのため，それぞれの疾患に応じた食事療法に留意する。尿酸は体液の酸性化により溶解度が低下するため，酸性食品（肉，卵など）を避け，アルカリ性食品（野菜，牛乳，果物など）を多く摂取する。

食事療法は，プリン体とアルコールの制限を基本とする。

---

①エネルギー量：25〜30kcal/標準体重kg/日を目安に制限する。

②たんぱく質量：1.0〜1.2g/標準体重kg/日を目安とする。

③プリン体制限：摂取量は150〜300mg/日とし400mg/日を超えないようにする。プリン体を多く含む食品には，ビール，レバー，タラコ，小魚，獣肉（煮ると減少するので可），豆類（豆腐は製造工程で核酸が除かれるので可），干しシイタケ，かつおぶしなどがある。プリン体の少ない食品には，穀類，鶏卵，かまぼこ，牛乳，乳製品，野菜などがある。

④アルコール量制限：アルコール類はすべて制限する。特にビールはアルコール飲料の中でプリン体含有量が最も多いので注意する。

⑤水分摂取：飲水量は1日2L以上を目標とする。十分な水の摂取により，尿量を増やし尿酸の排泄を促す。

⑥果糖摂取制限：フルーツジュースや果汁を含む野菜ジュースは控える。

5）先天性代謝異常症

◆ フェニルケトン尿症

フェニルケトン尿症とは，フェニルアラニンをチロシンに代謝する酵素（フェニルアラニン水酸化酵素）の働きが生まれつき十分でないため，食物中に含まれるフェニルアラニンが体内に蓄積し，脳の発育に障害を起こす疾患である。

食事療法は，フェニルアラニンの摂取制限を基本とする。

---

①フェニルアラニンの摂取制限：乳児期はフェニルアラニン除去ミルク（治療用ミルク）を与え，必要量のフェニルアラニンは母乳や調製粉乳の自然たんぱく質から摂取する。離乳開始後は，治療用ミルクを継続しフェニルアラニン含有量の低い野菜，果物などを摂取する。

②食事療法は終生継続が勧められている。

◆ メープルシロップ尿症

メープルシロップ尿症とは，分枝鎖ケト酸脱水素酵素の異常により，分枝鎖アミノ酸（BCAA）であるバリン，ロイシン，イソロイシン由来の分枝鎖ケト酸の代謝が障害される疾患である。

食事療法は，分枝鎖アミノ酸の摂取制限を基本とする。

---

①分枝鎖アミノ酸の摂取制限：乳児期はBCAA除去ミルクに普通ミルクを混合して使用する。この混合比は患児の残存酵素活性に依存するため，血中ロイシン値の維持（2〜5mg/dL）を目標とする。

②食事療法は終生継続が勧められている。

表4-4 成人における血圧値の分類

分類	診察室血圧 (mmHg)		家庭血圧 (mmHg)	
	収縮期血圧	拡張期血圧	収縮期血圧	拡張期血圧
正常血圧	<120 かつ <80		<115 かつ <75	
正常高値血圧	120〜129 かつ <80		115〜124 かつ <75	
高値血圧	130〜139 かつ/または 80〜89		125〜134 かつ/または 75〜84	
Ⅰ度高血圧	140〜159 かつ/または 90〜99		135〜144 かつ/または 85〜89	
Ⅱ度高血圧	160〜179 かつ/または 100〜109		145〜159 かつ/または 90〜99	
Ⅲ度高血圧	≧180 かつ/または ≧110		≧160 かつ/または ≧100	
(孤立性)収縮期高血圧	≧140 かつ <90		≧135 かつ <85	

(日本高血圧学会高血圧治療ガイドライン作成委員会 編：高血圧治療ガイドライン2019, p.18, ライフサイエンス出版, 2019)

(2) 循環器疾患

1) 高血圧

　血圧とは，心臓から送り出された血液が血管壁を押す圧力のことである。心臓が収縮して血液を送り出す時に最大になる血圧を収縮期血圧（最高血圧），また心臓が拡張して血液の流れが穏やかな時の最低になる血圧を拡張期血圧（最低血圧）という。

　高血圧の約90％は原因不明の本態性高血圧であり，危険因子は塩分の過剰摂取，ストレス，加齢，肥満，喫煙，過剰飲酒，運動不足などであり，生活習慣が大きく関与している。一方，2次性高血圧は10％程度で，腎動脈の狭窄による腎性高血圧や原発性アルドステロン症，アドレナリンなどの過剰分泌による褐色細胞腫などに続発するものである。

　血圧測定には医療環境で測定する診察室血圧と家庭血圧がある。家庭血圧は長期にわたり多数回の測定や季節変動など環境による血圧変動も評価できることから，近年電子自動血圧計を使った家庭血圧測定が勧められている。診察室血圧が高血圧で家庭血圧が正常な状態を白衣高血圧，診察室血圧が正常で家庭血圧が高血圧な状態を仮面高血圧という。血圧区分の分類は，高血圧の程度によりⅠ度からⅢ度にクラス分けされている（表4-4）。血圧区分のⅠ度である診察室血圧140/90mmHg以上，家庭血圧135/85mmHg以上の高血圧がWHO基準の高血圧に相当する。

　食事療法は，生活習慣の修正が大切であり，バランスの取れた食事による体重管理と塩分制限を基本とする。

①エネルギー量：30〜35kcal/標準体重kg/日を目安とする（肥満，糖尿病，脂質異常症の場合には25〜30kcal/標準体重kg/日と制限する）。

②たんぱく質量：1.0〜1.2g/標準体重kg/日を目安とする（腎障害を伴っている場合にはたんぱく質制限の必要がある）。

③脂質量：飽和脂肪酸・コレステロールの摂食制限，多価不飽和脂肪酸を積極的に摂取する。低脂肪乳製品を積極的に摂取する。

④塩分量：6g/日未満に制限する。腎での水・ナトリウム代謝調節能が低下しているため，体液量を減少させるために減塩は必須である。1日の尿量と尿中Na排泄量がわかれば，次式で摂

取塩分量が算出できる。

$$1日摂取塩分量（g）＝尿中 Na（mmol/L）×尿量（L）/17$$

⑤適正体重の維持：BMIを25未満にする。

⑥アルコール量：エタノールとして男性20〜30mL/日以下，女性10〜20mL/日以下に制限する。

⑦野菜・果物の積極的摂取：カルシウム，カリウム，マグネシウム，食物繊維を多く摂取する。

⑧禁煙

2）動脈硬化症

　動脈硬化症とは，動脈壁が肥厚し硬くなり弾力性がなくなる病態をいう。動脈硬化は，粥状硬化（アテローム性動脈硬化），中膜硬化，細動脈硬化に分類されるが，臨床上問題になるのは粥状硬化である。

　動脈硬化を引き起こす危険因子として，加齢，高血圧，脂質異常症，喫煙，肥満，糖尿病，ストレスなどが挙げられる。高血圧や糖尿病などが刺激になり動脈の内皮細胞が傷害されると，単球が内皮細胞に付着し，内皮細胞の間から潜り込みマクロファージとなる。血液中のコレステロールが多すぎると，マクロファージに脂肪物質が取り込まれ，内膜が肥厚する。時間の経過とともにマクロファージ自体も壊れて粥状になる。そのため血管内腔の狭窄や閉塞により虚血性心疾患，脳梗塞，腎血管性高血圧などを発症させる。また血管壁の脆弱化により動脈瘤や脳出血などを発症させる。

　食事療法は，適正なエネルギー摂取と脂質量，塩分量の減量を基本とする。

①エネルギー量の目安：軽労作時25〜30kcal/標準体重kg/日
　　　　　　　　　　　普通労作時30〜35kcal/標準体重kg/日
　　　　　　　　　　　重労作時35〜kcal/標準体重kg/日

②栄養バランス：脂質エネルギー比率を20〜25％，飽和脂肪酸エネルギー比率を4.5％以上7％未満，炭水化物エネルギー比率を50〜60％目安とする。

③脂質量：コレステロール摂取量を200mg/日未満に抑える。n-3系多価不飽和脂肪酸の摂取を控える。工業由来のトランス脂肪酸の摂取を控える。

④塩分量：6g/日未満を目標にする。

⑤アルコール量：25g/日以下に抑える。

3）虚血性心疾患（狭心症，心筋梗塞）

　虚血性心疾患とは，動脈硬化病変によって冠動脈に狭窄または閉塞が起こり，その下流の心筋に虚血が生じる疾患である。虚血が一過性の場合が狭心症で，心筋が壊死した場合が心筋梗塞である。糖尿病，脂質異常症，高血圧，高ホモシステイン血症など冠危険因子の多くは，遺伝素因とともに栄養が関係している。急性期は絶食，非経口栄養が原則である。

　その後の食事療法は，動脈硬化症の食事療法に準じる。

4）心不全

心不全とは，心臓のポンプ機能が低下するとポンプの手前側に血液がたまり（鬱血），ポンプの先には血液を送ることができない（低心拍出）状態をいう。心不全は種々の心疾患の終末期症状であり，急性心不全と慢性心不全に分類される。急性心不全では，血液循環と利尿の安定が得られるまでは経口摂取は禁止となり，塩分摂取量の制限をする。尿量と全細胞外液量は体内ナトリウム量によるため，慢性心不全では減塩によるナトリウム制限が最も重要である。高血圧，肥満，糖尿病は心血管疾患の危険な主要因子である。

食事療法は，体重減量や減塩などの生活習慣の修正を基本とする。

①塩分量：重症心不全では，食塩量3g/日以下の厳格な塩分制限が必要である。軽症心不全では，6g/日程度の減塩食を目安とする。
②水分制限：重症では水分制限が必要になる。
③減量：肥満を合併している場合には，減量のためのカロリー制限が必要である。
④禁煙：喫煙者に対しては禁煙治療を勧める。
⑤ミネラル摂取：利尿治療のため亜鉛，銅，マグネシウム，カルシウム，セレンなどが喪失しやすいので補充する。
⑥ビタミン摂取：ビタミンB₁の補充，また腎機能の低下などによりビタミンDの活性化が抑制され欠乏状態になるので補充する。

（3）呼吸器疾患

1）慢性閉塞性肺疾患（chronic obstructive pulmonary disease；COPD）

COPDとは，タバコ煙などの有害物質を長期にわたり吸入曝露することで生じた肺の炎症性疾患である。肺以外にも全身性炎症，栄養障害，骨格筋機能障害，骨粗鬆症などの合併症を誘発する。食欲不振による食事摂取量の低下から，マラスムス型（エネルギー欠乏が主体）栄養障害が起きやすい。

食事療法は，十分なエネルギー摂取，高脂肪・低炭水化物食を基本とする。

①エネルギー量：30〜40kcal/kg/日程度の高エネルギー食にする。呼吸筋エネルギー消費量増加のため十分なエネルギー量を摂取する。
②たんぱく質摂取：60〜80g/日と高たんぱく食を確保する。筋たんぱく量保持のため，BCAA（分枝鎖アミノ酸）の含有量率が高い食品を摂取する。
③脂質量：エネルギー比率30〜40％として，糖質分を補う。
④食後の腹部膨満感の軽減：糖質のエネルギー比率を約50％と通常よりやや低めにする。また，消化管でガス発生する食物や炭酸系飲料水を制限する。
⑤分食：食後では横隔膜が挙上して呼吸困難が増悪する。食後の腹部膨満感を軽減するため，1日4〜6回に食事を分けて1回摂取量を少なくする。
⑥微量元素摂取：呼吸筋・四肢運動筋の収縮力保持のため，カリウム，カルシウム，リン，マグネシウム，鉄などの電解質や微量元素を十分摂取する。

2) 肺炎

肺炎とは病原微生物の侵入，感染により肺に起こる炎症性病変である。肺胞内の滲出性病変を特徴とする肺胞性肺炎と，肺胞隔壁の浮腫，炎症細胞浸潤に続き線維化病変が起こる間質性肺炎がある。

食事療法は，十分なエネルギー摂取と水分摂取を基本とする。

①エネルギー量：35～40kcal/標準体重kg/日程度の高エネルギー食にする。発熱や呼吸困難などがあり，消費エネルギー量も高く低栄養状態になりやすいので，十分に摂取する。
②たんぱく質量：1.2～1.5g/標準体重kg/日を目安に付加する。
③ビタミン補充：ビタミンB₁，Cなど消耗しやすいビタミンの補充を行う。
④電解質補充：脱水に注意する。
⑤誤嚥性肺炎予防：食事形態や食事姿勢，介助方法に気をつける。食後2時間程度は上体を起こしておく。食事前後の口腔内や咽頭を清潔に保つ。

3) 肺結核

肺結核とは，結核菌による感染症であり，老化，栄養不良状態，糖尿病など生体の抵抗力が弱まるような条件で発症しやすくなるため，これらの状態の改善を行う。

抗結核薬であるイソニアジド服用時は，チラミンを含む食品（チーズ，ビール，ワイン，レバー，ソラマメ，バナナ，パイナップルなど）やヒスチジンを多く含む魚（マグロ，ブリなど）を摂取しないようにする。

食事療法は，十分なエネルギー摂取と高たんぱく質食を基本とする。

①エネルギー量：30～40kcal/標準体重kg/日程度の高エネルギー食にする。
②たんぱく質量：1.2～1.5g/標準体重kg/日と高たんぱく食を確保する。

4) 気管支喘息

気管支喘息とは，気管および気管支が種々の刺激に対して反応性が亢進した状態のことをいう。気管支平滑筋が収縮し，気管支の狭窄を生じることで喘鳴を伴う発作性の息切れ，呼吸困難を起こす。発作の原因は，食物アレルギー，食品添加物（防腐剤，着色料など），食品に含まれる化学伝達物質（ヒスタミン，コリンなど）などがある。

食事療法は，原因物質の除去を基本とする。

①除去食療法：食物アレルギーではアレルゲンとなる食品を除去する。また，調理による低アレルゲン化，低アレルゲン化食品を利用する。
②除去により不足する栄養素を補うために，除去された食品の代替食品を決める。

5) 睡眠時無呼吸症候群（閉塞型）

睡眠時無呼吸症候群には，上気道のスペースが狭くなる閉塞型と呼吸中枢の異常による中

枢型がある。閉塞型は中高年の太っている男性，飲酒量が多い人によくみられる。

　食事療法は，飲酒を控え，減量，過労を予防するなど，生活習慣の改善を基本とする。

(4) 消化管系疾患

1) 胃潰瘍・十二指腸潰瘍

　潰瘍とは，粘膜の組織欠損が粘膜筋板を越えて軟膜下層より深部に達する状態のことをいう。治癒と再発を繰り返し，慢性に経過することが多い。近年，主因はヘリコバクター・ピロリ菌の感染（十二指腸潰瘍で95%，胃潰瘍で75%前後）といわれ，抗生物質投与によるピロリ菌除菌療法が進んでいる。ピロリ菌以外の成因として重要なのは，非ステロイド性消炎鎮痛薬（NSAIDs）である。また日常のストレスに加え，暴飲暴食，不規則な食事，喫煙，アルコールやコーヒーなどの嗜好品が潰瘍発生誘因になるといわれている。急性期では，1～2日間絶食である。

　食事療法は，消化管の安静と潰瘍発生誘因の低減を基本とする。

①エネルギー量：初期では25～30kcal/kg/日，回復期では，30～35kcal/kg/日を目安とする。
②たんぱく質量：1.0～1.2g/標準体重kg/日を目安とする。たんぱく質は，胃酸中和作用があり潰瘍の損傷治癒のために多く摂取したいが，胃液分泌作用もあるのでバランスが重要である。
③脂質量：脂質エネルギー比率20%前後を目安とする。
④消化のよい食品：粘膜を刺激しないため消化のよい食品，調理法を選択する。
⑤頻回少量食：胃液の分泌を抑制するために，適切なエネルギーと栄養バランスの取れた食事の回数を増やして少量ずつ摂取する。
⑥胃酸分泌を抑える：濃い味（漬物など），柑橘類，香辛料，アルコール，コーヒーなどの胃酸分泌を促進する食品は避ける。
⑦胃内滞留時間の長い食品は控える：油脂類，硬い食品，繊維の多い食品などの摂取は控える。

2) 胃切除後症候群

　胃切除後症候群とは，胃がんの治療などで胃切除後に発生する身体の機能的・器質的異常で苦痛を伴う病態をいう。術後1～2週間以内に発症する早期合併症には出血，縫合不全，膵臓炎，遺残膿瘍，急性胆嚢炎，黄疸などがある。術後数カ月から数年で認められる晩期合併症にはダンピング症候群，小胃症候群，逆流性食道炎，胆石症，下痢，栄養障害，骨代謝障害，貧血などがある。

　ダンピング症候群は，摂取した食物が小腸内に急速に堕落（dump）するために起こる症状を有する症候群である。食後30～60分程度でみられる早期ダンピング症候群（腹痛，嘔吐，発汗，頻脈，下痢，膨満感，顔面紅潮，めまいなど）と食後約2～3時間でみられる後期ダンピング症候群（全身脱力感，めまい，冷汗，動悸，手指の震えや意識障害など）がある。早期ダンピング症候群の原因は，摂取した食物が急速に小腸に流入することにより空腸の急激な機械的拡張が引き起こされ，自律神経反射が生じることが挙げられる。さらに，通常よりも濃い食物が急に小腸に流れ，浸透圧で体の水分が腸の中に逃げることが原因で，一時的

に循環血液量が減少したのと同じ状態になるためと考えられる。後期ダンピング症候群は，一過性の高血糖でインスリンが過剰に分泌されることにより，その後に生じる低血糖状態である。

手術直後は絶食で静脈栄養法により管理する。一般的に術後5日目前後より経口摂取が開始され，流動食（液体食）で1日6回食から始める。

食事療法は，ダンピング症候群の予防と栄養欠乏に対する管理を基本とする。

①エネルギー量：外科的ストレスや炎症によるエネルギー消費量の増大を考慮して算出する。
②たんぱく質量：1.2〜1.5g/標準体重kg/日を目安に高たんぱく質とする。
③難消化性物質は避ける：海藻，きのこ類，こんにゃく，ごぼう，たけのこ，いか，たこ，貝類などを避ける。
④緑色野菜・レバー（ビタミンB_{12}）摂取：胃壁から分泌される内因子が減少することにより，ビタミンB_{12}の吸収が障害されて悪性貧血を生じやすい。食事からの補給が困難または不十分な場合はビタミンB_{12}の注射薬を用いる。
⑤カルシウム・ビタミンDの摂取：骨軟化症や骨粗鬆症の予防に牛乳，乳製品を積極的に摂取する。

3）炎症性腸疾患

炎症性腸疾患とは，慢性に経過するさまざまな原因により小腸，大腸に炎症がみられる腸疾患である。原因の明らかな場合は，特異性炎症性腸疾患と呼ばれアメーバ赤痢や感染性腸炎などがある。一般的には，原因不明な非特異性炎症性腸疾患であるクローン病と潰瘍性大腸炎の2つを指すことが多い。

◆ クローン病

世界的にみると先進国に多く，欧米で高い発症率を示している。日本では少なかったが年々増加傾向にあり，2015年には国内で4万人を超えた。これには食事の欧米化による動物性脂肪摂取の増加やきれいすぎる衛生環境などが原因の1つとして指摘されている。10〜20歳代の若年者に好発し，男女比は2対1と男性に多い特徴のある疾患である。

活動期で激しい炎症症状，閉塞，瘻孔などがある時は，絶食で成分栄養剤を用いた中心静脈栄養の栄養療法が治療の第1選択とされる。その後炎症が治まるにつれて，経腸栄養法に移行する。緩解期に向かうに従って経口摂取を開始する。

食事療法は，低残渣，低脂肪で消化管の安静を保ち，栄養状態の改善を基本とする。

①エネルギー量：35〜40kcal/標準体重kg/日を目安に高エネルギーとする。
②たんぱく質量：1.5g/標準体重kg/日以上を目安に高たんぱく質とする。
③脂質量：30g/日以下を目安に制限する。腸管の炎症を悪化させるn-6系多価不飽和脂肪酸を制限する。抗炎症作用に有効なn-3系多価不飽和脂肪酸を多く摂る。
④食物繊維：水溶性食物繊維を多くして，食物繊維10g程度までを目安とする。
⑤食品制限：非水溶性食物繊維が多いもの（海藻類，きのこ，ごぼうなど），刺激物（香辛料，アルコール，カフェイン，炭酸飲料など），発酵してガスが溜まりやすいもの（多量の芋類），

難消化の魚介類（いか，たこ，貝類など）を制限する。

⑥ビタミン・ミネラル：できるだけ多く摂取する。

◆ 潰瘍性大腸炎

　大腸の粘膜に潰瘍やびらんなどを形成する原因不明の非特異的慢性炎症である。20～30歳代の若年者に好発する病気であるが，小児や50歳以上でもみられ幅広い年齢層で発症する可能性がある。2016年度の有病率は，人口10万人当たり約132人であり，クローン病同様に近年急増している。クローン病のような男女差は認めない。

　活動期で激しい炎症症状（下痢，腹痛など）がある時は，絶食で成分栄養剤を用いた中心静脈栄養法により栄養を確保する。その後炎症が治まるにつれて，経腸栄養法に移行する。緩解期に向かうに従って経口摂取を開始する。

　食事療法は，下痢の軽減と腸管の安静を基本とする。

①エネルギー量：35～40kcal/標準体重kg/日を目安に高エネルギーとする（ただし，体重減少がみられない場合は30kcal/標準体重kg/日でもよい）。

②たんぱく質量：1.2g～1.5kcal/標準体重kg/日を目安に高たんぱく質とする。

③脂質量：40g/日以下を目安に制限する。

④食物繊維：水溶性食物繊維を多くして，食物繊維15g程度までを目安とする。

⑤水分補給：下痢が激しい場合は，脱水状態にならないために水分補給を十分に行う。

⑥ビタミン・ミネラル：出血があるため特に葉酸をできるだけ多く摂取する。

4）便秘

　便秘とは，器質性便秘と機能性便秘に分類される。器質性便秘は，手術などにより腸管が癒着しているために起こる便秘である。機能性便秘はさらに弛緩性便秘，けいれん性便秘および直腸性便秘（排便障害性便秘）に分類される。弛緩性便秘は日本人に最も多いタイプの便秘であり，特に腹筋が弱い高齢者や女性，男性でも運動不足の人に多く発生する。けいれん性便秘は，精神的なストレスや生活環境などの影響により大腸でけいれん性の収縮が生じ，便の移送が障害されることで発生する便秘であり，特徴は便秘と下痢が交互に発生することである。

　食事療法は，便量の増加（食物繊維）と排便習慣を基本とする。弛緩性便秘とけいれん性便秘では，食事療法が反対になる点に注意が必要である。

◆ 弛緩性便秘

①水分：十分の量の水もしくは野菜や果物ジュース，スープなどを摂取する。カフェインやアルコールを含む飲料は，消化器の水分を減らす傾向があるので控える。

②非水溶性食物繊維：1日30g以上を目標とする。根菜類（ごぼう，大根，いも類，人参など），葉菜類（ほうれん草，小松菜，キャベツなど）を積極的に摂取し，便量を増やし直腸に機械的・化学的な刺激を与え蠕動運動を促す。

③脂質量：適度な摂取は，脂肪酸による大腸への刺激となる。

④刺激物：適度な刺激は，腸管の蠕動運動を高める。

◆ けいれん性便秘

①ストレス解消：休養，適度な運動を行い，ストレス解消を基本とする。
②水溶性食物繊維：りんご，みかんなどの果物，海藻類，大豆，麦類などを不足しない程度に摂取し，便を軟らかくする。
③弛緩性便秘に挙げた非水溶性食物繊維の多い食品は控える。

5）下痢

　日本人の糞便中の水分量は通常60〜70％程度である。下痢とは，糞便中の水分が過剰になった状態で軟便（水分量80〜90％），泥状便，水様便（水分量90％以上）となる。
　食事療法は，腸管の安静と水分補給を基本とする。

①エネルギー量：30〜35kcal/標準体重kg/日を目安とする。
②たんぱく質量：1.0〜1.2g/標準体重kg/日を目安とする（ただし，持続する症状によって低栄養状態が予測される場合は35〜40kcal/標準体重kg/日を目安に高エネルギー，たんぱく質1.2〜1.5g/標準体重kg/日を目安に高たんぱく質とする）。
③絶食：発生初期や症状が激しい時は絶食とする。
④十分な水分補給：低張性脱水を予防するため，電解質を含むスポーツドリンクや薄い番茶などを補給する。
⑤アルカローシス予防：腸液（大量の重炭酸イオン）の喪失により，体液がアルカローシスに傾きやすいので注意が必要である。
⑥刺激食品：炭酸飲料，香辛料など腸管粘膜を刺激する食品の摂取は避ける。
⑦食事の回復は，流動食一品から流動食数品，五分粥食，全粥食，普通食へと順次進める。

（5）肝・胆・膵系疾患

1）肝炎

◆ 急性肝炎

　急性肝炎とは，肝炎ウイルスなどにより肝細胞が急性障害を受け，急激に肝細胞変性・壊死し，それに続いて生体側の炎症反応が加わった病態である。全身倦怠感，食欲不振，悪心，嘔吐，黄疸などの症状を来す。感染源としてA型（約80％）肝炎ウイルスが多く，その他B型，C型，D型，E型肝炎ウイルスがある。その他にEBウイルス，サイトメガロウイルス，単純ヘルペスウイルスによる肝炎，アルコール性肝炎，自己免疫性肝炎，薬剤性肝炎などがあり，突然的に発症し一過性である。予後は一般に良好だが，急性肝炎患者の約1〜2％は劇症化し，一度劇症化すると死亡率が高くなる。
　食事療法は，適正エネルギー，適正たんぱく質を基本とする。

①エネルギー量：30〜35kcal/標準体重kg/日とし，糖類を主体にカロリー補給する。
②たんぱく質量：0.5〜1.5g/標準体重kg/日を目安に低たんぱく質とする。急性肝炎の極期には
　食欲がなく，この状態でのたんぱく質摂取は肝臓に負担を与えるため低たんぱく質とする。
③脂質量：20〜30g/日を目安に制限する。
④輸液：食欲不振の場合は，グルコースにビタミンB_1，B_2，Cを加えた輸液を補うとよい。

◆ 慢性肝炎

　慢性肝炎とは，急性肝炎が治りきらずに，肝細胞の破壊と修復が6カ月以上にわたり継続的に続いて肝機能異常が蔓延する病態をいう。一部は肝硬変へ進むことがある。
　食事療法は適正エネルギー，適正たんぱく質を基本とする。

①エネルギー量：30〜35kcal/標準体重kg/日を目安にバランスの取れた食事，適正体重の維持
　を図る。アルコール性の場合は，35〜40kcal/標準体重kg/日を目安に付加する。
②たんぱく質量：1.0〜1.2g/標準体重kg/日を目安とする。肝細胞の修復を促すため，不足しな
　いように十分摂取する。高アンモニア血症の場合は，0.6〜0.8g/標準体重kg/日を目安に制限
　する。
③脂質量：20〜30g/日を目安に制限する。
④アルコール量：禁酒する。
⑤ビタミン・ミネラル摂取：抗酸化作用を持つビタミン（C，E，カロチン）や亜鉛・セレンな
　どを摂取する。
⑥鉄を制限する場合：7mg/日以下を目安とする。鉄を多く含む食品（鶏肉以外の肉類，レバー，
　血合い部分の多い魚類，貝類，大豆製品，ほうれん草，小松菜，海藻類など）は避ける。

2) 肝硬変

　肝硬変とは慢性肝疾患の終末像で肝細胞の再生と結合組織の増生が生じ，繊維性の隔壁に囲まれた再生結節が形成され高度の繊維化を伴い，肝臓は硬く小さくなる。
　肝機能がある程度保たれている代償期と肝機能障害が進行した非代償期に分類される。代償期ではほとんど自他覚症状はないが，非代償期では門脈圧亢進や肝不全を来し種々の合併症が起こる。代表的な合併症に腹水貯留，肝性脳症，食道静脈瘤が挙げられる。
　肝で合成されるアルブミンが低値になり，浸透圧が下がる結果，血管から水分が押し出され腹水貯留や浮腫が起こる。肝性脳症では肝でアンモニア代謝ができなくなると脳に障害が起こり，睡眠障害から意識障害，さらに進むと昏睡状態になる。血液が硬化した肝臓を通りにくくなり，迂回をしようとした結果食道の静脈瘤が発達する。
　食事療法は，代償期には安静と過不足のない食事を基本とする。また非代償期には，肝性脳症の予防と栄養状態の改善を基本とする。病態によって食事療法は異なるので注意が必要である。

◆ 代償期

①エネルギー量：30〜35kcal/標準体重kg/日を目安とする。過剰は肝臓への脂肪蓄積，不足は栄養不良の原因になるので注意する。3食を規則正しく摂取する。

②たんぱく質量：1.0〜1.2g/標準体重kg/日を目安とする。肝臓に負担をかけない良質なたんぱく質を摂取する。

③脂質量：20〜30g/日を目安に制限する。

④ビタミン摂取：抗酸化作用を持つビタミンC，E，カロチンを十分に摂取する。

⑤鉄制限：鉄代謝障害が起こるので7mg/日以下に制限する。特に吸収のよいヘム鉄の多い食品（赤身肉，内臓）は避ける。

⑥アルコール量：禁酒する。

◆ 非代償期

各状態の追加がない項目は，代償期に準じる。

【腹水がみられる時】

①塩分制限：6g/日に制限する。腹水の程度により決める。

②水分制限：1,000mL/日を目安とする。

【肝性脳症を伴った時】

①たんぱく質：低たんぱく食（0.5〜0.7g/kg/日）＋肝不全用経腸栄養剤を使用する。分枝鎖アミノ酸（BCAA：バリン，ロイシン，イソロイシン）を多く摂取する。BCAAは，たんぱく質を合成する材料やエネルギー源になり，アンモニアを解毒するなどの働きがあり，肝臓で代謝されずに筋肉で代謝される。また肝硬変ではBCAAの利用が高まり，BCAAが減少するためBCAAを多く摂取する。

②食物繊維：便秘により腸管由来の血中アンモニアが増加するのを防ぐため摂取する。

【食道静脈瘤を伴った時】

①食べ過ぎない：食道を刺激しないため注意する。

②刺激物，硬いものを避ける：食道の炎症を悪化させないため注意する。

【耐糖能異常がある場合】

①適正なエネルギー量：25〜30 kcal/標準体重kg/日を目安とする。

②分割食：少量頻回の食事により，血糖の急激な上昇を抑える。グリコーゲン貯蔵不足による早朝空腹時の飢餓状態を避けるため，朝・昼・夕の食事量を少しずつ減らして，糖質主体の軽い夜食（200kcal程度：おにぎり1個くらい）が勧められている。これを就寝前軽食摂取療法（LES：late evening snack）という。

3）アルコール性肝障害

アルコール性肝障害とは，長期（通常は5年以上）にわたる過剰の飲酒が肝障害の主な原因と考えられる病態をいう。過剰の飲酒とは，1日に純エタノールに換算して60g（日本酒3合，ビール1,500mL程度）以上の飲酒である。初期にアルコール性脂肪肝，進行するとアル

コール性肝炎，最終的にアルコール性肝硬変へと進行する。

食事療法は，禁酒を基本とする。

①禁酒：飲酒を続けると，肝がんになりやすいことがわかっている。
②バランスの取れた食事：慢性肝炎に準じた食事療法を心がけ，栄養バランスのよい食事を摂る。

4）脂肪肝

脂肪肝とは，肝細胞に中性脂肪（TG）の蓄積が著しいものであり，通常すべての肝小葉の約1/3以上の領域に脂肪滴が認められる疾患をいう。原因はアルコール，肥満，糖尿病などである。アルコール多飲歴の有無により，アルコール性脂肪肝と非アルコール性脂肪性肝疾患（non-alcoholic fatty liver disease；NAFLD）に分類される。NAFLDは，さらに脂肪沈着のみを認める単純性脂肪肝と壊死や炎症，繊維化の進行する非アルコール性脂肪肝炎（non-alcoholic steatohepatitis；NASH）に分類される。脂肪肝，NASHとも肥満，耐糖能異常，脂質異常症，高血圧などの生活習慣病の合併率が高い。

食事療法は，栄養バランスの取れたエネルギー制限食を基本とする。

①エネルギー量：内臓脂肪の減少が必要なため，エネルギー摂取量は25〜35kcal/標準体重kg/日とする。
②栄養素のバランス：たんぱく質20〜25%，脂質15〜20%，糖質60%を目安とする。
③たんぱく質量：1.0〜1.2g/標準体重kg/日とする。
④脂質量：飽和脂肪酸を10%以下に抑え，総カロリーの20%以下に制限する。n-6系：n-3系比は1：4が理想である。
⑤食物繊維：20〜30g/日の摂取を推奨する。便中へのコレステロール排泄の促進，食後血糖値の上昇抑制作用，インスリン抵抗性改善作用があるために積極的に摂取する。
⑥酸化ストレスの抑制：鉄製剤と抗酸化ビタミンC，Eなどを補充する。
⑦アルコール：禁酒
⑧早食い，間食，夜間の食事は控える。

5）胆嚢炎

胆嚢炎とは，細菌感染と胆汁酸の排泄障害に伴う濃縮による化学的刺激，膵液逆流などで起こる胆嚢の炎症である。胆石症の合併症として発症することが多い。

食事療法は，胆嚢収縮の抑制，胆石の発症予防を基本とする。急性期，回復期，緩解期でそれぞれ異なる食事療法が必要である。

①急性期：経口摂取ができないため，中心静脈栄養法を採用する。
②回復期：当初は炭水化物を主体とする。また，重湯やジュースなどを使用する。
③緩解期：胆汁酸が十分に分泌されていないため，脂質制限をする。中鎖脂肪酸（MCT）を油類として用いるとよい。糖質中心の食事内容を目安とする。過食，高脂肪食を避け，規則正しい食生活を確立する。

6）胆石症

　胆石症とは，胆道系に固形物（胆石）ができる病態で，症状の有無にかかわらず胆石があれば胆石症という。胆石のほとんどは胆嚢結石（約80%），それ以外にも胆管結石（約20%），肝内結石（約1%）に分類される。不規則な食生活，高脂質食，過度の糖質摂取，食物繊維の摂取量の減少，暴飲暴食，刺激物の過剰摂取などによるコレステロール結石が増加している。

　食事療法は，胆嚢収縮の抑制，胆石の発症予防を基本とする。急性期，回復期，緩解期でそれぞれ異なる食事療法が必要である。

> ①急性期：疼痛発作後数日は絶食とする。非経口栄養法を採用する。
>
> ②回復期：当初は炭水化物を主体とする。また，重湯やジュースなどを使用する。脂質は胆嚢収縮，攣縮を誘発するので避ける。
>
> ③緩解期：エネルギー量30〜35kcal/標準体重kg/日を目安とする。肥満，糖尿病，脂質異常症がある場合は25〜30kcal/標準体重kg/日を目安に制限する。たんぱく質量1.0〜1.2g/標準体重kg/日を目安とする。脂質量20〜30g/日を目安に制限する。炎症発作の誘因となる便秘を防止するため，また血中コレステロールを低下させるために食物繊維を十分に摂取する。胃酸分泌を高める食品を控える。

7）膵炎

　膵炎とは，何らかの原因（アルコール，胆石，脂質異常症，高カルシウム血症など）によって膵酵素が膵内で病的に活性化され，膵臓自体を自己消化する急性炎症性疾患である。慢性膵炎の非代償期には膵外分泌不全のため消化吸収障害，特に脂肪吸収障害を認め，マラスムス型の栄養不良を呈することがある。

　食事療法は，膵臓の安静のため脂質と刺激物の制限を基本とする。急性期，回復期，緩解期でそれぞれ異なる食事療法が必要である。

> ①急性期：初期には安静と絶食と十分な補液が必要である。
>
> ②回復期：エネルギー量20〜30kcal/標準体重kg/日，たんぱく質0.8〜1.0g/標準体重kg/日，脂質10〜20g/日を目安とする。
>
> ③緩解期：エネルギー量30〜35kcal/標準体重kg/日，たんぱく質1.0〜1.2g/標準体重kg/日，脂質30〜40g/日を基準とする。香辛料など刺激物やアルコール，炭酸飲料は控える。間食をしない。

（6）内分泌疾患

1）甲状腺機能亢進症（バセドウ病）

　甲状腺機能亢進症とは，下垂体から分泌される甲状腺刺激ホルモン（TSH）の受容体を抗原とする自己抗体が甲状腺を刺激して甲状腺がびまん性に腫大し，甲状腺ホルモンが過剰に産生される自己免疫疾患である。症状として甲状腺腫，眼球突出，頻脈，手指振戦，食欲

亢進, 体重減少, 発汗亢進, 下痢などを認める。主な疾患はバセドウ病である。

　食事療法は, 高エネルギー, 高たんぱく質を基本とする。

①エネルギー量：基礎代謝が亢進しているため, 35〜40kcal/標準体重kg/日の高エネルギー量を目安にする。

②たんぱく質量：体たんぱくを消耗するので, 1.2〜1.5g/標準体重kg/日の高たんぱく質を目安とする。

③ビタミン・ミネラル摂取：十分に補給する。

④水分の補給：発汗量が増加するので, 水分の補給をする。

⑤ヨウ素制限：甲状腺ホルモンの主原料になるので, 昆布, とろろ昆布を制限する。

⑥アルコール・コーヒー制限：交感神経を刺激するため, 摂取を控える。

2) 甲状腺機能低下症

　甲状腺機能低下症とは, 血中の甲状腺ホルモンが欠乏しているか, 組織が甲状腺ホルモンに反応しないことにより発症する疾患である。症状として易疲労感, 体温低下, 圧痕を残さない浮腫, 皮膚乾燥, 嗄声, 徐脈, 貧血などを認める。

　食事療法は, 適正体重の維持を基本とする。

①エネルギー量：全身の代謝が低下し体重が増加しやすいので, 25〜30 kcal/標準体重kg/日とし, 適正体重を維持する。

②脂質量：多価不飽和脂肪酸（P）/飽和脂肪酸（S）比（P/S比）を1.0〜1.5を目安とする。

③ヨウ素制限：過剰摂取は甲状腺機能を低下させるので注意する。

3) 副腎皮質機能亢進症（クッシング症候群）

　副腎皮質は, ホルモンである糖質コルチコイド（コルチゾール）と鉱質コルチコイド（アルドステロン）を分泌する器官である。副腎皮質機能亢進症とは, コルチゾールまたはアルドステロンが増えすぎるために起こる疾患であり, コルチゾールが増量するとクッシング症候群, アルドステロンが増量すると原発性アルドステロン症となる。

◆ クッシング症候群

　症状は, 満月様顔貌, バッファローハンプ（首の後部や鎖骨上部の脂肪沈着）, 中心性肥満などであり, 高血圧, 糖尿病, 骨粗鬆症などさまざまな疾患を引き起こす。食事療法は, それぞれの疾患に対する食事療法に準じる。

◆ 原発性アルドステロン症

　症状は, 高血圧, 高血圧による腎機能障害, カリウム欠乏により口渇, 多尿, 周期性四肢麻痺などがある。食事療法は, 高血圧症の食事療法に準じる。

(7) 泌尿器疾患

1) 糸球体腎炎

糸球体腎炎とは，感染症，遺伝的疾患，自己免疫疾患などさまざまな病気が原因で発症する。急性糸球体腎炎と慢性糸球体腎炎に分類される。

◆ 急性糸球体腎炎

A群β溶血性連鎖球菌（溶連菌）感染が原因で，溶連菌などの抗原と抗体の免疫複合体が糸球体に沈着して急性糸球体腎炎が発症する。症状は血尿，たんぱく尿，高血圧，糸球体濾過量の低下，水分・塩分の貯留などがある。

食事療法は，塩分制限とたんぱく質制限を基本とする。

> ①急性期：塩分は0〜3g/日に制限し，たんぱく質0.5g/標準体重kg/日に制限する。
> ②回復期：塩分，たんぱく質の制限を緩める。

◆ 慢性糸球体腎炎

慢性糸球体腎炎とは，たんぱく尿，血尿が1年以上続くもので徐々に腎機能が悪化するものと進行が乏しいものがある。腎生検所見により病理学的分類がなされ，微小変化型，巣状糸球体硬化型，膜性腎症，膜性増殖性糸球体腎炎，メザンギウム増殖性糸球体腎炎に分類される。

近年，慢性腎臓病（chronic kidney disease；CKD）という概念が普及して，CKD重症度分類が「CKD診療ガイドライン2018年版」（日本腎臓学）に示されている（表4-5）。糸球体濾過量（glomerular filtration rate；GFR）により，ステージG1〜G5までに分類されている。

表4-5　CGA分類
CKDの重症度分類（CKD診療ガイド2012）

原疾患	蛋白尿区分		A1	A2	A3
糖尿病	尿アルブミン定量（mg／日）尿アルブミン／Cr 比（mg/gCr）		正常	微量アルブミン尿	顕性アルブミン尿
			30 未満	30〜299	300 以上
高血圧 腎炎 多発性嚢胞腎 移植腎 不明 その他	尿蛋白定量（g／日）尿蛋白／Cr 比（g/gCr）		正常（−）	軽度蛋白尿（±）	高度蛋白尿（＋〜）
			0.15 未満	0.15〜0.49	0.50 以上
GFR区分（mL/分/1.73m²）	G1	正常または高値 ≧90			
	G2	正常または軽度低下 60〜89			
	G3a	軽度〜中等度低下 45〜59			
	G3b	中等度〜高度低下 30〜44			
	G4	高度低下 15〜29			
	G5	末期腎不全（ESKD） ＜15			

重症度は原疾患・GFR区分・蛋白尿区分を合わせたステージにより評価する。CKD の重症度は死亡，末期腎不全，心血管死亡発症のリスクを□のステージを基準に，■，■，■の順にステージが上昇するほどリスクは上昇する。

（日本腎臓学会　編：エビデンスに基づくCKD診療ガイドライン2018，p3，東京医学社，2018）

食事療法は，ステージにより異なるので注意が必要である。

> ①エネルギー量：ステージにかかわらず25〜35g/標準体重kg/日を目安とする。
> ②たんぱく質量：ステージG1，G2では過剰摂取をしないことを推奨しており1.3g/標準体重kg/日を目安とする。ステージG3aで0.8〜1.0g/標準体重kg/日となり，ステージG3b〜G5では0.6〜0.8g/標準体重kg/日を目安に厳しい制限をする。低たんぱく食を行う場合には，たんぱく質の異化亢進を防ぐために十分なエネルギーの確保は必要で，それによりサルコペニア（protein-energy wasting；PEW，筋肉量が減少し，筋力や身体機能が低下している状態）やフレイル（加齢に伴い身体の予備能力が低下し，健康障害を起こしやすくなった状態）などの発症に陥らないように十分注意する。
> ③食塩量：病期にかかわらず3g以上6g未満/日に制限する。
> ④カリウム制限：ステージG3bで2,000mg/日以下，ステージ4，5で1,500mg/日以下に制限する。

2) ネフローゼ症候群

ネフローゼ症候群とは，多くの原因疾患により糸球体血管壁の機能が破綻することにより，血管壁は血漿たんぱく質の選択制透過性を失い，尿中に大量の血漿たんぱく質が喪失する共通の臨床症状を呈する症候群である。診断基準は，①尿たんぱく質3.5g/日以上が持続，②血清アルブミン3.0g/dL以下，③浮腫，④脂質異常症（高LDLコレステロール）である。

食事療法は，たんぱく質，塩分制限を基本とする。

> ①エネルギー量：35kcal/標準体重kg/日に努める。
> ②塩分量：浮腫，高血圧症，脂質異常症の改善のため塩分制限をする。高度の浮腫では，0〜4g/日とし，浮腫の改善に伴い6g/日に緩和する。
> ③たんぱく質量：たんぱく尿減少効果や腎臓機能温存への有用性から，1.0〜1.1g/標準体重kg/日を目安とする。特別用途食品などの治療食品を利用するとよい。
> ④脂質量：総エネルギーに占める割合を25〜30％にする。
> ⑤ミネラル・ビタミン摂取：利尿薬投与による喪失のため微量栄養素を摂取する。
> ⑥カルシウム摂取：低たんぱく質食により不足しがちになるので，製剤により300〜400mg/日を補う。

3) 腎不全

腎機能低下のため体液量および質的恒常性が維持できなくなり，多彩な全身症状を呈する病態である。CKD重症度分類のステージG5の状態である（表4-5）。尿毒症症状がみられ，治療として腎代替療法（血液浄化療法）が必要となる末期腎不全へ移行する可能性が高い。

食事療法は，たんぱく質，塩分制限を基本とする。

> ①エネルギー量：27〜39kcal/標準体重kg/日を目安に設定する。
> ②たんぱく質量：0.6〜0.8 g/標準体重kg/日を目安に厳しい制限をする。低たんぱく食に伴うエネルギー摂取不足による体たんぱく量減少のリスクがあるので，除脂肪量や体筋肉量の測定な

どの栄養状態のモニタリングが重要である。

③食塩制限：6g/日未満とする。難治性高血圧，浮腫合併がみられる時は，5g/日未満とする。

④水分制限：尿量，体重，浮腫，高血圧を指標に，適正な水分の摂取量を設定する。

⑤カリウム制限：高カリウム血症（5.5mEq/L以上）がみられる時は，1,500mg/日以下を目安に制限する。

⑥リン制限：尿中リン排泄量500mg/日以上，あるいは血清リン値5mg/dL以上であればリン制限が必要である。

(8) 血液疾患

1）貧血

世界保健機関（WHO）の基準では，成人男性で末梢血ヘモグロビン濃度（Hb）13.0g/dL未満，成人女性でHb12.0g/dL未満を貧血としている。貧血は，若年女子に多い鉄欠乏性貧血，ビタミンB_{12}および葉酸が欠乏して起こる巨赤芽球性貧血，骨髄の低形成で起こる再生不良性貧血，体内溶血により起こる溶血性貧血などに分類される。ここでは，食事療法が重要な鉄欠乏性貧血と巨赤芽球性貧血について記述する。

◆鉄欠乏性貧血（小球性低色素性貧血）

体内の鉄は3〜4gあり，その約70％はHbの構成成分であり，残りの25％はフェリチンとして肝臓や脾臓に貯蔵されている。そこで鉄が不足するとHb濃度が低くなり，鉄欠乏性貧血が起こる。

食事療法は，ヘム鉄を多く摂取することを基本とする。

①吸収性の高いヘム鉄（レバー，肉，魚などの動物性食品に含まれる）を多く摂取する。

②吸収性の低い非ヘム鉄（野菜や穀類などに含まれる）は，動物性たんぱく質やビタミンCと摂取することによりヘム鉄に変化して吸収率が高まるため，食事の組み合わせを工夫する。

③酸味の強い食品（柑橘類，酢の物など）は胃酸の分泌を高め鉄の吸収をよくする。

④タンニン（緑茶，コーヒー，紅茶などに含まれる）は，非ヘム鉄の吸収を妨げるので食事中や食後は控えるようにする。

⑤食事からだけの鉄補給は難しいので，鉄剤を経口補給する。

◆巨赤芽球性貧血（大球性正色素性貧血）

巨赤芽球性貧血の大多数はビタミンB_{12}（植物性食品には含まれない）欠乏によるもので，その代表的なものは「悪性貧血」と呼ばれる。ビタミンB_{12}は，胃底腺の壁細胞から分泌される内因子と結合し，ビタミンB_{12}内因子複合体として回腸から吸収される。胃の全摘出や小腸疾患，極度の摂食低下（菜食主義など）があり，ビタミンB_{12}欠乏があるとDNA合成が障害され，核分裂しにくい赤芽球がつくられる。赤芽球の細胞質は大きくなり巨赤芽球となるが，骨髄内で壊れやすく，赤血球が減少し巨赤芽球性貧血が起こる。

葉酸欠乏の原因は，偏食やアルコール依存症などによる摂取不足，消化器疾患による吸収不良，薬剤投与によるものなどがある。

食事療法は，ビタミンB_{12}，葉酸の摂取を基本とする。

①ビタミンB_{12}摂取：悪性貧血や胃全摘後の場合は，注射により投与するのが基本である。経口
では1,000〜2,000μg/日の投与が推奨されている。
②葉酸摂取：200μg/日を経口投与する。

(9) 悪性腫瘍

腫瘍とは，何らかの原因で異常な細胞が病的・自律的に無秩序に増殖し続ける病気である。
したがって腫瘍のことを新生物とも呼ぶ。腫瘍は良性腫瘍と悪性腫瘍に大別される。良性腫
瘍は，周囲の正常組織を圧迫しながら発育して大きくなるので，腫瘍の境界は鮮明である。
悪性腫瘍の細胞は正常組織の中に侵入するように増殖するため，腫瘍の境界は不鮮明である。
悪性腫瘍の細胞は血管やリンパ管の中へ侵入し，離れた臓器に転移する能力を持っている。
悪性腫瘍が産生するサイトカインによって，食思不振や体たんぱくの崩壊，体脂肪の減少，
免疫能の低下などをきたす。

食事療法は，がん治療が安全に遂行されるために必要十分な栄養素を補うことを基本とす
る。術前・術後・化学療法時・終末期にそれぞれ異なる食事療法が必要である。

①術前：体重を増加させることでなく，体たんぱく合成の促進や，飢餓状態にみられる代謝異常
からの脱却に目的を置く。
②術後：体重や骨格筋量の減少は最小限にとどめる。
③化学療法時：抗がん薬による消化管毒性により，食思不振，下痢，嘔吐，口内炎などが起こる。
食思不振には麺類やジュースなど患者の好みに合わせ，食べやすいものを投与する。下痢には
経口補液を十分に与える。嘔吐には臭いの少ない献立，味つけは患者に任せるなどする。口内
炎には刺激の少ない食物を中心とし，柑橘類は避け塩分を控える。
④終末期：がん悪液質の状態になり，腹水や胸水の貯留を認める時は栄養投与量や投与水分量を
減少させる。

(10) 骨疾患

1）骨粗鬆症

骨は活発な代謝を営み，破骨細胞が骨の古くなった部分を壊し（骨吸収），骨芽細胞が新
しい骨を作っている（骨形成）。正常では「骨形成＝骨吸収」で骨量は増減しない。

骨粗鬆症とは，「骨吸収＞骨形成」となっているが，カルシウムとリンの割合など骨組成
には異常がなく骨量のみが低下し，骨折が起こりやすくなっている状態である。閉経後の女
性や70歳以上の高齢者に骨粗鬆症が多いのは，女性ホルモンは過剰な骨吸収を抑制しており，
閉経により女性ホルモンが減少することで骨吸収が異常亢進するためである。予防には，骨
密度がピークに達する20〜30歳代までに骨量を増やす努力が不可欠である。

食事療法は，骨代謝に必要な栄養素の補給を基本とする。

①カルシウム摂取：1日のカルシウムの推奨量は男性650〜800mg，女性650mgとされているが，800mg/日が望ましい。

②カルシウムの多い食品：小魚，わかさぎ，ししゃも，青菜，乳製品特にチーズ，ごま，ひじきなどである。食事で不十分な場合は，カルシウム製剤の摂取を検討する。夜間は血中カルシウム濃度が低下するので，骨吸収が優勢になり血中カルシウム濃度を上げている。そこで，夕食から就寝時前の乳製品の摂取が効果的であるとされている。

③ビタミンD摂取：10〜20 μg/日が望ましい。活性型ビタミンDは小腸からのカルシウム・リンの吸収を促進させる。軽度の不足であっても骨粗鬆症の原因となることがあり，その頻度は高齢者，長期入院患者などでは高いことが注目されている。腎不全患者には活性型ビタミンD₃製剤を投与する。

④ビタミンK摂取：骨芽細胞で産生されるオステオカルシンはビタミンK依存性であるため，十分な量のビタミンKを摂取する。250〜300 μg/日が勧められる。特に高齢者や抗生物質を投与されている人では，腸管でのビタミンK産生や作用が低下しているので食事からの摂取を心がける。ビタミンKはブロッコリーなどの緑黄色野菜や納豆，鶏卵，乳製品などに多く含まれる。

⑤リン制限：カルシウムとリンの血液中の割合は1：1〜1：2となっており，この割合の時にカルシウムの吸収率が最もよくなる。リン酸カルシウムは骨の主要成分であるが，リンの過剰摂取はカルシウムの尿中への排泄を促進し，腸からの吸収を阻害する。加工食品やインスタント食品は，食品添加物としてポリリン酸やメタリン酸を含むので過剰摂取を避ける。

⑥大豆イソフラボン摂取：植物性エストロゲンであり，女性ホルモン様作用（骨吸収の抑制）を持つ。閉経後の骨粗鬆症予防に豆乳などが有効である。

2）くる病・骨軟化症

くる病とは，骨端線の閉鎖以前（小児）に骨の石灰化障害が起こり，石灰化していない骨器質が増加し骨が軟らかくなり，骨の成長障害や骨・軟骨部の変形を伴う病気である。一方，骨軟化症とは，骨端線の閉鎖後（成人）に骨の石灰化障害が起こり，骨痛や筋力低下などが起こる病気である。

原因の多くはビタミンDの欠乏や活性化障害である。最近，乳幼児のくる病が話題になっている。それは完全母乳栄養だとビタミンDが不足しがちなこと，子どもが日光に当たる機会が少ない場合などが原因と考えられている。

食事療法および予防法は，以下の通りである。

①適度な運動と日光浴：血液中のビタミンDは，日光が皮膚に当たって活性化される。
②カルシウム摂取：骨粗鬆症に準じて十分に摂取する。
③リン摂取：リン酸製剤の摂取も有効である。

(11) 口腔疾患

1) う歯（虫歯）

う歯とは，口腔内の細菌により糖質から作られた酸によって，歯質が脱灰され，実質欠損した歯のことである。虫歯の四大要素（歯質，細菌，砂糖，時間）の改善を行う。

食事療法は，砂糖の摂取を控え，食後の歯の清掃を基本とする。

①砂糖摂取方法：甘いものの頻回摂取を避ける。キャラメルなど粘着性が高く，歯に付着しやすい形状のものは摂取しないようにする。

②代用糖利用：糖アルコールであるキシリトール，ソルビトール，マルチトール，エリスリトールなどを代用糖として利用する。これらは，細菌による酸が産生されにくい。

③細菌感染：ミュータンス菌の感染は，2歳ころまでは母から子への感染が多いので注意が必要である。

④唾液をよく出すためによく咀嚼する。

(12) 皮膚疾患（髪，爪を含む）

1) 褥瘡

褥瘡とは，寝たきりなどで持続的な圧迫により，仙骨部などの組織の血流が減少・消失し，虚血状態，低酸素状態となり，組織の壊死が起こった状態である。

食事療法は，栄養状態の改善を基本とする。

①エネルギー量：30〜35kcal/標準体重kg/日を目安とする。やせは褥瘡発症のリスクとなる。簡易的に30kcal/標準体重kg/日とする場合もあるが，活動係数とストレス係数をかけて決定することが有用である。

②たんぱく質：1.2〜1.5g/標準体重kg/日を目安とする。アルギニンの投与は，細胞増殖とコラーゲン生成を促進するとされている。

③脂質量：総エネルギー投与量の15〜25%以上を投与する。

④ミネラル：鉄はHb濃度を上げるために，10mg/日以上を指標目安とする。亜鉛はコラーゲン・たんぱく質の生成作用があり，創傷治癒には必要不可欠であるので，10mg/日以上でできるだけ多く摂取する。

⑤ビタミン：肉芽形成期にはビタミンA，Cの同時補給も考える。

2) 毛髪

毛髪にはヘアサイクルがあり，「成長期：3〜5年」→「退行期：3週間」→「休止期：3カ月」となり，通常女性で5〜6年とされている。薄毛の人は通常のヘアサイクルの成長期が短くなり，休止期が長くなっている。ヘアサイクルの乱れの原因は，加齢，女性ホルモンの減少，過剰なダイエット，血行不良，睡眠不足，喫煙などである。

食事療法は亜鉛，ビタミン類を多く摂取することを基本とする。

①たんぱく質：植物性たんぱく質を優先して，大豆，魚，豚肉，レバーなど良質なたんぱく質を多く摂取する。
②ミネラル：植物性由来の非ヘム鉄は，吸収を促進するビタミンCと一緒に摂取する。亜鉛は毛髪を合成する際に必要である。また，ビタミンの吸収効率を上げる働きがある。
③ビタミン：ビタミンB₂，B₆は毛母細胞の代謝活性を促進するために多く摂取する。同様にビタミンEは血管の拡張作用があり，頭皮への栄養を供給するために多く摂取する。ビタミンAは細胞分裂を正常化し，ビタミンCはコラーゲンの生成を助長し，血管や頭皮を丈夫にするために多く摂取する。

3) 爪

爪は根元の皮膚の下にある爪母で作られて，1カ月で約3mm伸びる。爪母には血管やリンパ管が集まっている。

食事療法は，ビタミン類を多く摂取することを基本とする。

①たんぱく質：鶏肉や卵，脂身の少ない赤身などを摂取する。
②ビタミン：ビタミンA不足は爪の変形を引き起こすので多く摂取する。ビタミンB₂は爪の外側の組織を作り，ビタミンEは脂溶性ビタミンで爪の潤いを与えるので多く摂取する。
③鉄：貧血が進むと爪が白くなり，薄くもろくなり，そり返って中心がくぼんだスプーン状になることがあるので，貧血を防ぐために鉄を多く摂取する。

（13）食物アレルギー

食物アレルギーとは「食物によって引き起こされる抗原特異的な免疫学的機序を介して生体にとって不利益な症状が惹起される現象」をいう。抗原になる食物には，牛乳，小麦，米，そば，鶏卵，大豆，さば，えび，かに，魚卵，落花生（ピーナッツ），チョコレート，果実などがある。この中で乳幼児によく見られる3大アレルゲン（原因物質）は，鶏卵，牛乳，小麦である。患者数が多い，または重篤度の高い7品目〔卵，乳，小麦，えび，かに，落花生（ピーナッツ），そば〕については，食品衛生法で表示義務がある。

食事療法は，原因物質の必要最小限の食品除去を行うことを基本とする。その際には安全性の確保を最優先としながらも，食品除去の目的が「食べること」であることを念頭におきながら，栄養面とQOLの向上への配慮を行う。

アレルギーがあっても除去不要，またはほぼ除去不要の食品は次の通りである。
①鶏肉，魚卵，乳糖，牛肉はほぼ除去不要である。
②小麦アレルギーで，しょうゆは除去不要であり，穀物酢，麦茶はほぼ除去不要である。
③大豆アレルギーで，しょうゆ，みそ，大豆油はほぼ除去不要である。

アレルギーがある場合は，下記の点に注意が必要である。
①卵は調理や食品加工の過程で使用されることが多いので，原材料表示をよく確認すること。

113

②牛乳を除去している場合は，カルシウムを補うために牛乳アレルゲン除去製粉乳等を代用することが重要である。

③鶏卵，牛乳アレルギー患者に対しては食事のみでなく，薬剤の含有成分にアレルギーを起こす可能性があるので，投薬，ワクチン接種に注意する必要がある。

    a   鶏卵アレルギー患者は，塩化リゾチーム（卵白由来のたんぱく質）を含むかぜ薬の服用，インフルエンザワクチン（発育鶏卵で培養）接種に注意する。

    b   牛乳アレルギー患者は，乳酸菌製剤，カゼイン（抗生物質などの添加物），リカルデント（口腔ケア用品）などに注意する。

③ 栄養サポートチーム（NST）とは

栄養サポートチーム（nutrition support team；NST）とは，医療機関や高齢者福祉施設などで，個々の対象者の栄養管理の効果を高めるため職種を超えたチームを構成し，連携・補完して栄養のサポートをする集団をいう。NSTはチーム医療の1つとして認知されており，チームの主な職種は医師（歯科医師を含む），看護師，管理栄養士，薬剤師で，これに加えて臨床検査技師，理学療法士，作業療法士，言語聴覚士，社会福祉士などが必要に応じて配置される。

（1）NSTの役割

具体的な役割について，次に示す。

①栄養アセスメントを行い，特殊な栄養学的介入が必要かを判定する。

②適切な栄養管理が実施されているか評価する。

③個々の患者に適切な栄養管理法を提案し，必要に応じて栄養・食事指導を実施する。

④栄養管理による合併症を予防・早期発見・治療する。

⑤栄養管理上の疑問に答える。

⑥栄養管理に関する資材・素材の無駄を削減する。

⑦栄養管理に関する新しい知識の啓発をする。

⑧社会復帰を支援し，生活の質（QOL）を向上させる。

⑨チーム医療を育成，熟成させ，患者のための医療を推進する。

組織と主なその役割を図4-1，4-2に示す。

（2）NSTの有用性

患者の状態に応じた，適切かつ質の高い栄養管理が実践されることで，患者のQOLの向上や医療の質の向上，物的コストの削減に効果がある。

具体的な有用性について，以下に示す。

①適切な栄養管理法の選択ができる。

②適切で質の高い栄養管理の提供ができる。

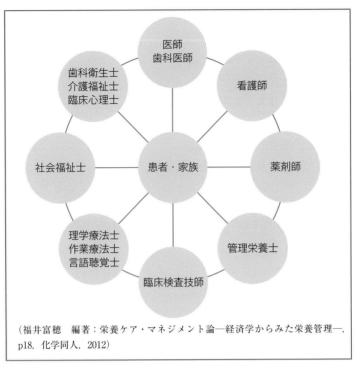

（福井富穂　編著：栄養ケア・マネジメント論―経済学からみた栄養管理―，p18，化学同人，2012）

図4-1　NSTの組織と役割

医師（歯科医師） ・患者，スタッフの意見を組み入れながら治療方針を決定 ・スタッフへの適切な指示，教育，指導	**看護師** ・患者の日常情報の収集・解析とスタッフへの情報提供 ・患者とスタッフをつなぐ介在者
薬剤師 ・薬剤・栄養剤の選択，適正使用法の指導 ・薬剤に関する情報収集・解析とスタッフへの情報提供 ・患者とスタッフをつなぐ介在者	**管理栄養士** ・栄養に関する詳細なアセスメント，モニタリング ・問題点の抽出，改善方法のプランニング ・患者，スタッフへの栄養，食事指導 ・患者の食欲，嗜好に応じたメニュー，調理法に関する調理師への指示
臨床検査技師 ・画像診断や各種検査結果による客観的情報の提供 ・検査に関する患者からの質問，相談の対応	**リハビリテーション（理学療法士，作業療法士，言語聴覚士）** ・身体，嚥下機能を評価・機能回復のためのプログラム，リハビリテーションの実施 ・食事姿勢や食事形態の提言
社会福祉士 ・家族の立場からの相談に対応 治療方針や療養上の悩み，活用できる制度の紹介，在宅療養生活の支援など	

（福井富穂　編著：栄養ケア・マネジメント論―経済学からみた栄養管理―，p18，化学同人，2012）

図4-2　NSTにおける職種の役割

③栄養障害を早期発見できることで，栄養・食事療法の開始が早くなる。

④栄養・食事療法により合併症が減少する。

⑤疾患罹病率，死亡率が減少する。

⑥医療機関のレベルアップにつながる。

⑦医療安全管理の確立とリスクの回避ができる。

⑧栄養素材・資材の適正使用による経費削減ができる。

⑨在院日数の短縮と入院費の削減ができる。

⑩在宅治療症例の再入院や重症化の抑制ができる。

理解度確認問題

問題1　栄養障害のスクリーニングとして身長と体重から算出できるものはどれか。

1. 体格指数（BMI）
2. ％標準体重
3. 標準体重
4. 体重変化率
5. 生化学検査

問題2　栄養アセスメントに用いられるたんぱくのうち，半減期が最も長いたんぱくはどれか。

1. アルブミン
2. γ-グロブリン
3. トランスサイレチン
4. トランスフェリン
5. レチノール結合たんぱく

問題3　誤っているものはどれか。

1. 栄養アセスメントの機能的分類では静的アセスメントは現時点での普遍的な栄養指標を示している。
2. 静的アセスメントは比較的代謝回転の速い指標で短期的な効果判定に用いられる。
3. 動的アセスメントはたんぱく質代謝や半減期の短いたんぱくや，間接的熱量測定によるエネルギー代謝から評価する。
4. 予後判定アセスメントでは栄養障害の危険度をいくつかの指標から判定し，治療効果や予後を推定する。
5. 予後判定アセスメントは血清アルブミン値，上腕三頭筋皮下脂肪厚，遅延型皮膚敏感反応から算出される。

問題4　栄養アセスメントで，正しいものはどれか。

1. 血清たんぱく質の変動は血清アルブミン値を用いる。
2. 血清トランスサイレチンはプレアルブミンのことであり，半減期は3日と短いので，短期の栄養状態を知る動的栄養アセスメントの指標である。
3. 推算糸球体濾過量（eGFR）は尿中クレアチニン排泄量を用いて算出する。
4. アミノ酸代謝動態のフィッシャー比に用いる分岐鎖アミノ酸はチロシン，フェニルアラニンである。
5. 上腕筋面積は，内臓脂肪を反映する。

問題5　糖尿病の食事療法で誤っているのはどれか。

1. 多種類の食品を摂取するようにする。
2. たんぱく質量は1.0〜1.2g/標準体重kg/日とする。
3. 高血圧を合併したものは食塩の摂取量を6g/日未満にする。
4. 適正エネルギー量は（標準体重kg×身体活動量）で算出する。
5. 食品交換表には100kcal分の食品のg数が表示されている。

問題6　高尿酸血症と食事療法について正しいのはどれか。

1. 鶏卵の摂取を制限する。
2. 生活習慣病には含まれない。
3. アルカリ性食品を多く摂取するとよい。
4. 痛風の発作は膝関節に発症することが多い。
5. 血清尿酸値が6.0mg/dL以上を高尿酸血症という。

問題7　高血圧症と食事療法について正しいのはどれか。

1. BMIを30未満にする。
2. アルコールの摂取制限はない。
3. 塩分摂取量は10g/日未満とする。
4. 尿中ナトリウム値から食塩摂取量が推測できる。
5. 診察室血圧135/85mmHg以上を高血圧とする。

問題8　慢性閉塞性肺疾患（COPD）と食事療法について誤っているのはどれか。

1. 1日3回の食事をしっかり摂る。
2. マラスムス型栄養障害が起きやすい。
3. 脂質のエネルギー比率は30〜40％とする。
4. 糖質のエネルギー比率は通常よりやや低めにする。
5. たんぱく質摂取でBCAA（分枝鎖アミノ酸）の含有量が高い食品を摂取する。

問題9　便秘と食事療法について正しいのはどれか。

1. 弛緩性便秘では休養が大切である。
2. けいれん性便秘では水分を多く摂取する。
3. 弛緩性便秘では水溶性食物繊維を多く摂取する。
4. けいれん性便秘は日本人に最も多いタイプである。
5. けいれん性便秘では便秘と下痢が交互に発生することが多い。

問題10　非代償期肝硬変の食事療法について正しいのはどれか。

1. 腹水がみられるときは厳しい水分制限をする。
2. 食道静脈瘤がみられるときは塩分制限をする。
3. 高ビリルビン血症がみられるときは糖質制限をする。
4. 肝性脳症がみられるときは芳香族アミノ酸（AAA）を多く摂取する。
5. グリコーゲン貯蔵低下がみられるときは就寝前軽食摂取療法（LES療法）が採用される。

問題11　膵炎と食事療法について誤っているのはどれか。

1. アルコールは禁酒する。
2. 急性期初期には絶食を原則とする。
3. 脂質量は30g/日以下を基準とする。
4. クワシオルコル型の栄養障害に注意する。
5. 脂溶性ビタミン欠乏症に注意が必要である。

問題12　慢性腎臓病（CKD）と食事療法について正しいのはどれか。

1. すべてのステージにおいてカリウム摂取制限が必要である。
2. 原疾患が糖尿病の時は尿アルブミン定量が重要である。
3. すべてのステージにおいて厳しいたんぱく質制限が必要である。
4. 糸球体濾過率（GFR）が30〜44mL/分/1.73m^{2}未満をステージG3aとする。
5. ステージG3aから，エネルギー量は25〜35g/標準体重kg/日に管理する。

問題13　貧血と食事療法について正しいのはどれか。

1. ヘム鉄は非ヘム鉄より吸収性が低い。
2. ヘム鉄はタンニンの吸収阻害を受ける。
3. 胃全摘患者へのビタミンB$_{12}$の経口摂取は有効である。
4. 非ヘム鉄はビタミンCと摂取することにより吸収性が高まる。
5. 動物性食品を全く摂らない菜食主義者は，鉄欠乏性貧血に注意する。

問題14　食物アレルギーと食事療法について正しいのはどれか。

1. アレルゲン性は加熱処理では減少しない。
2. 小麦アレルギーがあると醤油も除去しなければならない。
3. 食品衛生法で表示義務のある食品は卵，乳，小麦，大豆，落花生（ピーナッツ）である。
4. 牛乳を除去している場合はカルシウム不足を補う栄養指導が必要である。
5. 牛乳アレルギーがある場合はかぜ薬の含有成分に注意が必要である。

問題15 栄養サポートチームの役割について，誤っているのはどれか。

1. 個々の患者に適切な栄養管理法を提案し，必要に応じて栄養・食事指導を実施する。
2. 疾患罹病率，死亡率の減少につながる。
3. 在院日数の短縮と入院費の削減の効果が得られる。
4. 栄養管理上の疑問に答えることはできない。
5. 構成する職種のメンバーは医師，歯科医師を含む。

解答

問題1 〈解答〉1

2. %標準体重は実測体重/標準体重×100
3. 標準体重は理想体重のことで，WHO，NIH，日本肥満学会ではBMI＝22を標準体重としている。標準体重＝身長(m)×身長(m)×22
4. 体重変化率通は実測体重/通常体重×100
5. 栄養アセスメントで客観的評価のうちの動的栄養指標に用いられる。血液・尿などの体液中の成分を化学的分析して検査値の組み合わせから病態の把握や診断を行う。

問題2 〈解答〉1

1. 半減期は17〜21日と遅いので，静的アセスメントになる。
2. 栄養アセスメントに含まれていない。
3. 2〜3日
4. 8〜10日
5. 12時間と短いので，動的指標の中でも最も早く栄養状態を反映する。

問題3 〈解答〉2

2. 静的アセスメントは比較的代謝回転の遅い指標で長期的な効果判定に用いられる。

問題4 〈解答〉2

1. 血清たんぱく質の変動はたんぱく合成，たんぱく分解，体外喪失の3因子による。血清たんぱくの減少は肝でのたんぱく合成低下や外傷や腸管からの濾出により喪失，侵襲によるたんぱく異化亢進が反映される。
3. eGFRの算出は，血清クレアチニン(Cr)量(mg/dl)と年齢，性別から糸球体濾過量(GFR)を推定する。GFRは測定が煩雑なため，簡易法としてeGFRを用いる。
   男性：eGFR(mL/分/1.73m^2)＝194×年齢－0.289×血清Cr－1.094
   女性：eGFR(mL/分/1.73m^2)＝男性×0.739
4. フィッシャー比＝分枝鎖アミノ酸／芳香族アミノ酸

　　分岐鎖アミノ酸に該当するのはバリン，ロイシン，イソロイシンである。芳香族ア
　　ミノ酸に該当するのはフェニルアラニン，チロシンである。

5. 上腕筋面積は，骨格筋量やたんぱく質栄養状の判定に用い，上腕筋周囲長より算出す
　　る。

問題5　〈解答〉5
80kcal分の食品のg数が表示されている。

問題6　〈解答〉3
1. 鶏卵はプリン体含有量が少ないので制限しなくてよい。
2. 過栄養と運動不足による食生活習慣の乱れによる生活習慣病である。
4. 第一趾つけ根に発症することが多い。
5. 血清尿酸値が7.0mg/dL以上を高尿酸血症という

問題7　〈解答〉4
1. BMIは25未満とする。
2. アルコール過剰摂取により交感神経が亢進し，体液過剰になるので摂取制限は男性20
　　〜30mL/日以下，女性10〜20mL/日以下とする。
3. 体液量を減少させるため，塩分摂取量は6g/日未満に減塩する。
5. 診察室血圧140/90mmHg以上を高血圧とする。135/85mmHg以上は家庭血圧値によ
　　る高血圧診断基準である。

問題8　〈解答〉1
食後腹部膨満感を軽減するため，1日4〜6回に分けて食事をとる。
〈参考〉2について：栄養障害にはマラスムス型とクワシオルコル型の2つがある。マラス
　　ムス型はエネルギーとたんぱく質の両方が足りない状態で，筋たんぱくの崩壊が起こり，
　　血清アルブミン値は正常もしくは軽度の低下が多いとされている。一方のクワシオルコ
　　ル型は主にたんぱく質が足りない状態であり，血清アルブミン値は低値を示すことが多
　　いとされる。COPDでは，食欲不振による食事摂取量の低下から，マラスムス型栄養障
　　害が起きやすい。

問題9　〈解答〉5
1. 休養が大切なのはけいれん性便秘である。
2. 水分を多く摂取することが重要なのは弛緩性便秘である。
3. 弛緩性便秘では便量を増やす非水溶性食物繊維を多く摂取する。
4. 日本人に最も多いタイプは弛緩性便秘である。

問題10 〈解答〉5

1. 腹水がみられるときは利尿薬を使用するために，厳しい水分制限でなく6g/日を目安に塩分制限する。

2. 食道静脈瘤を破裂させないように，刺激の強いものや硬い食べ物は避けて軟らかく調理して，よくかんで食べる。

3. 肝臓で合成されたビリルビンが逆流して高ビリルビン血症になっている。そこで胆汁が十分に出ていない可能性があるので，脂質の制限を行う。

4. 肝性脳症では分枝鎖アミノ酸（BCAA）を多く摂取する。

問題11 〈解答〉4

膵炎では3大栄養素の消化酵素を含む膵液が十分でなく，腹痛のため摂取量も減少するのでエネルギーとたんぱく質の両方が足りないマラスムス型の栄養障害になる。クワシオルコル型の栄養障害は，主にたんぱく質が足りない状態である。

問題12 〈解答〉2

1. カリウム摂取制限はステージG3b以上で必要となる。

3. GFRが45〜59mL/分/1.73m²のステージG3aからたんぱく質制限が必要である。

4. GFRが30〜44mL/分/1.73m²はステージ3bに該当する。GFRが45〜59mL/分/1.73m²がステージ3aである。

5. すべてのステージにおいてエネルギー量は25〜35g/標準体重kg/日に管理する。

問題13 〈解答〉4

1. ヘム鉄は非ヘム鉄より吸収性が高い。

2. 非ヘム鉄は腸管から吸収される際に食物繊維やタンニンなどの吸収阻害を受ける。

3. ビタミンB₁₂は胃壁細胞から分泌される糖たんぱくの内因子と結合し，内因子−ビタミンB₁₂複合体となり回腸で吸収される。そのために，胃全摘患者では内因子がないためにビタミンB₁₂を経口摂取しても吸収されないので静注する。

5. 動物性食品を全く摂らない菜食主義者は，ビタミンB₁₂が不足しやすく，巨赤芽球性貧血になりやすい。

問題14 〈解答〉4

1. 一般にたんぱく質であるアレルゲンは，加熱・加水分解・発酵などで低アレルゲン化することが多い。

2. 醤油は主に穀物を原料とし醸造技術により発酵させて製造するため，小麦アレルギーでは醤油は除去不要である。

3. 食品衛生法で表示義務のある食品は卵，乳，小麦，えび，かに，落花生，そばの7品目である。

5. 鶏卵アレルギーがある場合は，かぜ薬の含有成分である塩化リゾチームに反応することがあるので注意が必要である。

問題15 〈解答〉4

第**5**章

食品と医薬品の相互作用

第5章

1 はじめに

　薬物相互作用とは，複数の薬物を併用した場合に，薬効が減弱あるいは増強されたり，有害作用が起こることをいう。薬物相互作用には，「薬の血中濃度が変化するために生じる薬物動態学的相互作用」，「血中濃度の変化を伴わない薬力学的相互作用」がある。薬物動態学的相互作用は薬物相互作用の約65％を占め，薬力学的相互作用は約35％を占める。

　①薬物動態学的相互作用：薬が腸管から吸収される時，肝臓や腸管で代謝される時，全身に分布する時，排泄される時に生じる。

```
医薬品の経口投与
  ↓
胃での溶解および腸への移動（胃内pHおよび，胃からの排出速度が関係）
  ↓
腸管からの吸収（消化管の膜透過が関係）
  ↓
肝臓および腸管における代謝（薬物代謝酵素が関係）
  ↓
全身への分布
  ↓
排泄
```

　②薬力学的相互作用：同じあるいは逆の薬理作用（あるいは副作用）を持つ医薬品を投与することで，作用が過剰に発現または減弱することにより生じる。

　注意すべき薬物相互作用として主に取り上げられるのは，薬の効果の減弱や，有害作用の発生につながる不利益な相互作用である。したがって，多種類の薬が処方される場合には，薬と薬の相互作用をチェックすることが重要な意味を持つ。

　食品と薬の相互作用とは，食品中に含まれる成分が薬の吸収や代謝作用に影響を与えることをいう。つまり，食品と医薬品の相互作用を検討することは，食品および医薬品の安全性と有効性を確保するために重要な意味を持つといえる。

2 食事と薬の吸収

（1）薬の吸収経路

　薬が効果を発揮するためには血液中に薬が移行し（これを吸収という），標的となる組織に到達する必要がある。薬を体内に取り入れるには，いくつかのルートがある。口から服用

（経口），静脈や筋肉や皮膚に注射（静脈内投与・筋肉内投与・皮下投与），脊髄の周りのスペースに注射（髄腔内投与），舌の下に置く（舌下投与），直腸や膣に挿入（経直腸投与・経膣投与），眼に注ぐ（点眼），鼻の中に噴霧して鼻粘膜を通して吸収する（経鼻），口から肺に吸い込む（吸入），局所的または全身的な効果を得るため皮膚に塗る（経皮投与），貼り薬から皮膚を通じて体全体に運ぶ（経皮的吸収）などがある。

内服薬の多くは腸からの吸収が問題となる。注射薬は直接体内に入れるため，投与したすべての薬が体内に入ることになる。肛門から挿入する坐剤であれば，直腸からの吸収を考慮する。同様に，舌の下に入れて溶けるのを待つ舌下錠であれば，腸からの吸収を考える必要はない。

代表的な投与方法での薬の吸収について，以下に述べる。

1）経口投与

経口投与は最も多く用いられている投与法である。通常，多くの薬は小腸で吸収され，腸壁を通り，肝臓に達してから，血流に乗ってその標的部位に運ばれ効果を発揮する。薬が腸管から吸収されるためには，水に溶ける必要がある。しかし，複数の薬を服用する，あるいは食品と一緒に服用すると複合体を形成し，水に溶けにくくなるため吸収が低下することがある。例えば，セフェム系抗菌薬のセフジニルカプセルは鉄剤との併用で吸収が1/10にまで阻害されることが知られている。さらに小腸にも代謝酵素が存在し，ここでの代謝も無視できない。

服用した薬のうち，どれくらいの薬が全身血流に乗って利用されるかを表す指標として，バイオアベイラビリティ（生物学的利用能）がある。

（ステップ1）腸からの吸収を考慮する

腸からの吸収が60%である薬を100mg投与した場合

100mg × 0.6 = 60mg

⇒60mgの薬が腸から吸収される。

栄養を含めて腸から吸収された物質は，最初に肝臓に運ばれる。肝臓には代謝酵素が存在しており，化学物質の代謝・不活性化を行っている。そのため，物質によっては血液を介して全身を巡る前に肝臓で代謝を受ける。このように，全身血液に入る前に肝臓で代謝を受ける過程を初回通過効果と呼ぶ。薬は腸での吸収後に初回通過効果を受けるため，バイオアベイラビリティを考えるためにはこの初回通過効果まで考慮する必要がある。

（ステップ2）初回通過効果を考慮する

腸の膜を透過する薬の割合（吸収率；Fa）60%

初回通過効果を受けない薬の割合（初回通過効果回避率；Fh）70%

バイオアベイラビリティ＝Fa × Fh

薬を100mg服用した場合

100mg × 0.6 × 0.7 = 42mg

⇒100mgの薬を投与した場合，42mgの薬が全身血流に乗って利用される。

2) 注入投与

注射による投与法（非経口投与）では，皮下，筋肉内，静脈内，髄腔内投与が含まれる。皮下投与では，針を皮膚のすぐ下にある脂肪組織に挿入する。注入した薬は毛細血管に入り血流に乗って運ばれるか，またはリンパ管を経て血流に達する。筋肉内投与では，薬が血液中に吸収される速度は，筋肉への血液供給によってある程度決まり，血液供給が少ないと吸収に時間がかかる。静脈内投与とは，針を直接静脈に挿入する方法で，正確な用量を速く，手際よく全身に運ぶ。

3) 舌下投与

薬を舌の下に置く方法で，薬は舌の下にある小血管から直接吸収される。薬の吸収が速く，腸壁と肝臓を経由せずにすぐ血流に入る。薬としては，狭心症発作時に使用するニトログリセリン舌下錠が広く用いられている。

4) 経直腸投与

直腸の壁は薄いため血液供給が豊富なので，薬はすぐに吸収される。そのため，この場合は直腸からの吸収を考慮する必要がある。

(2) 薬物代謝酵素

経口投与された薬の多くは小腸で吸収されて門脈に入った後，肝臓に運ばれ代謝，不活性化される。薬の多くは脂溶性となっており，水に溶けにくい性質であるため，代謝酵素によって水に溶けやすい形へと変換する。水溶性を上げると体外に排泄されやすくなる。薬物代謝の中心的酵素は，肝臓のミクロソーム分画中に存在するシトクロムP450（CYP450）酵素であり，CYP450は酸化反応によって化合物自体の構造を変えることで，水溶性を向上させる。このように，化合物自体の構造を変換する代謝過程を第I相反応と呼ぶ。

また，グルクロン酸や硫酸塩，アミノ酸などの水溶性物質と結合させる反応を抱合反応といい，この抱合反応の中でも，薬とグルクロン酸を結合させる反応をグルクロン酸抱合という。ほかにも硫酸塩を結合させる反応を硫酸抱合，アミノ酸を結合させる反応をアミノ酸抱合という。これらは第II相反応と呼ばれる。

1) CYP450酵素

CYP450は主な第I相反応の酵素で多くの薬を水酸化し，すべての薬物代謝の80～90％に関与している。約500のアミノ酸残基から構成され，活性部位にヘムを持つ。還元状態で一酸化炭素と結合して450nmに吸収極大を示す色素という意味で，シトクロムP450（CYP450）

と命名された。CYP450はほとんどすべての臓器に少量ながら存在するが，主に肝臓に存在する。また，基質特異性の異なる複数の分子種からなる遺伝子スーパーファミリーを形成しており，ヒトでは50種類程度の分子種が報告されている。薬物代謝に関係する主なCYP450酵素種は，CYP1A2，2C9，2C19，2D6，3A群である。それぞれの分子種によって代謝を受ける薬が異なる。ただし，CYP450が関わる薬物代謝のうち，CYP3A4を介する代謝が最も多いため重要となる。CYP3A4に関しては，グレープフルーツの中にCYP3A4活性を阻害する成分が含まれており，多くの薬の血中濃度を上昇させることが知られている。

2）抱合反応―CYP450以外による代謝酵素

第Ⅱ相反応は上述の通り抱合反応であり，硫酸，酢酸，グルタチオン，グルクロン酸など内因性物質を付加するため，分子量は大きくなる。産生物はより極性が大きくなり，尿中や胆汁中に，より速やかに排泄される。

代表的な代謝酵素について，以下に述べる。

◆ グルタチオンS転移酵素

グルタチオンはグルタミン酸，システイン，グリシンのアミノ酸からなるペプチドである。グルタチオンは，薬剤の毒性発現を抑制する肝の解毒機構の1つである。潜在毒性を持った多くの薬は，肝臓のグルタチオンS転移酵素によりグルタチオンの抱合を受け，さらに代謝される。

◆ グルクロン酸転移酵素（UGT）

グルクロン酸転移酵素（UGT）は，補酵素をUDP-α-グルクロン酸（UDP-GA）として，グルクロン酸抱合がなされる。薬の多くは，UGTによりグルクロン酸抱合がなされるため水溶性が高くなり，尿中または胆汁中に排泄される。

◆ 硫酸転移酵素

硫酸転移酵素は，3'-ホスホアデノシン-ホスホスルフェートを補酵素として硫酸抱合を行う。薬のヒドロキシル基を硫酸エステルにしたり，アミノ基を硫酸と反応させる。

（3）胃内のpH値

薬の溶解度はpHにより異なるため，胃内pHの変動には注意が必要である。通常空腹時では胃内のpH値は1～2であり，標準的な食事により短時間でpH値が6に上昇し，約2時間持続する。1例として，テトラサイクリンは通常の胃内pH1～3での溶解度は良好だが，pH5～6では溶解性が低下する。炭酸水素ナトリウム（制酸薬として用いられる）との併用では，pHが上がり吸収が低下する。Barrらは，炭酸水素ナトリウムの併用でテトラサイクリンの吸収が50％近く抑制されたことを報告している[1]（図5-1）。血液中に吸収されたテトラサイクリンは尿中に排出されるが，胃内での20～30分間の滞留時間中に溶けなかったテトラサイクリンは粒子のまま小腸へ行く。しかし，そこでもpHが高いために溶解されにくく吸収されないまま糞中へ排泄されてしまう。

同様に，空腹時と食後では胃内のpHが違うため，空腹時と食後の服用で効果が違ってく

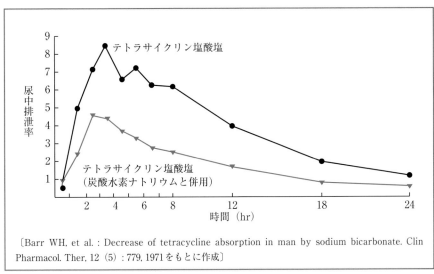

〔Barr WH, et al. : Decrease of tetracycline absorption in man by sodium bicarbonate. Clin Pharmacol. Ther, 12（5）: 779, 1971をもとに作成〕

図5-1　テトラサイクリン塩酸塩の吸収に及ぼす炭酸水素ナトリウムの影響

る。一方，感染症に用いる抗菌薬のアンピシリン（ピクシリン），エリスロマイシン（エリスロシン）など，強酸下で不安定な薬物の場合，空腹時の服用，あるいはジュース（多くのジュースは酸性）とともに服用すると効果が減弱する場合がある。

（4）胃内容の排出速度

　薬は一般的に，小腸から吸収される。この際，胃内容排出速度が速いと速やかに小腸に達するため，吸収も早い。一方，胃内容排出速度が低下すると，吸収も遅くなる。また，胃内容排出速度は，食事の摂取量が多いほど遅く，食事の種類（高脂肪食，高温の食事，高粘度の食事，高浸透圧の食事など）によっても遅くなる。さらに，胃腸の運動を低下させる薬物（抗コリン作用薬であるアトロピン，プロパンテリンなど）によっても遅くなるという特徴がある。その他，左下の横臥でも遅くなるといわれている。

　一方，胃内容排出速度が速い空腹時より食後に服用した方が吸収のよい例として，リボフラビンがある。リボフラビンの吸収部位は腸管上部に限られており，空腹時では一度に多量のリボフラビンが流れ込むことによって吸収が追いつかなくなり，吸収率は低下すると考えられている。よって，食後服用では，ゆっくりと腸に移行することにより効率的に吸収されるため，リボフラビンは食後服用がよいとされている。

（5）消化管の膜透過

　薬が消化管から吸収されるためには，まずその部位で溶解することが必要である。溶解した薬は受動拡散（単純拡散），担体輸送，食細胞現象などにより消化膜を通過する。

1) 受動拡散

膜をはさむ両側の物質の濃度に差が存在するとき，その化学ポテンシャルの勾配に従って物質が移動することをいう。細胞のエネルギー代謝に依存しないで行われる。生体膜透過の際には，生体膜が親油性であるため，脂溶性の高い物質では透過速度が大きいが，親水性の高い物質は生体膜へ分配しにくいため，ほとんど透過しない。また，膜中では分子量が小さい物質ほど拡散が速く，透過しやすいという特徴を持つ。

したがって，薬は脂溶性が高いほど，消化管からの吸収がよく，受動拡散で吸収される薬も脂溶性の高い方が膜透過しやすく，吸収がよいといえる。

2) 担体輸送

細胞膜内に存在する輸送担体（トランスポーター）を介して物質が輸送されることをいう。受動拡散では透過しにくく，生体で必要とされる糖やアミノ酸は主に担体輸送によって膜透過する。担体輸送のうち，濃度勾配に逆らって輸送される場合を能動輸送という。この場合，輸送には何らかのエネルギーが必要となる。

（例）トランスポーターを利用して吸収改善を行った薬

単純疱疹，帯状疱疹等の治療薬として用いられているバラシクロビル（バルトレックス）は，体の中で代謝を受けることによって，薬としての作用を表すようになるプロドラッグである。

バラシクロビルは，アシクロビル（ゾビラックス）にアミノ酸のバリンが結合している。腸にはアミノ酸を効率よく取り入れるためにトランスポーターが存在しており，バラシクロビルに結合しているバリンがトランスポーターに認識され，その結果，バラシクロビルは能動輸送によって効率よく体内へ取り込まれるようになる。経口投与後，主に肝初回通過効果によりアシクロビルに加水分解され，アシクロビルとして抗ウイルス作用を発現する[2]（図5-2）。

3 実例で学ぶ食品と薬の相互作用

(1) 食品と医薬品

1) グレープフルーツジュースと薬の相互作用

グレープフルーツジュースと薬との相互作用は，1989年にカナダのBaileyらがエタノールの味をマスクする目的でグレープフルーツジュースを利用した研究において偶然見いだされた。そしてグレープフルーツは，薬物を静脈内投与した条件では影響しないという理由から，相互作用を起こす部位は消化管と考えられている（図5-3）。

グレープフルーツ中のフラノクマリン類は小腸におけるCYP3A4を非可逆的に阻害し，薬が代謝されないため，循環血液中に入る薬の量は多くなる。ここで問題となるのが，フラノクマリン類がグレープフルーツの果肉，皮，種にどの程度含まれるのか，また，どの程度

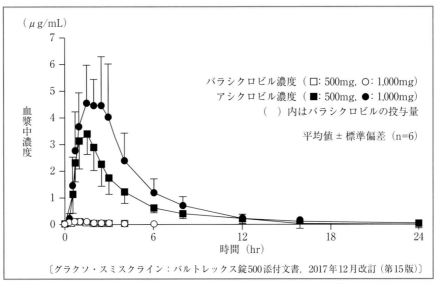

図5-2　健康成人にバラシクロビル500mgまたは1,000mgを単回経口投与した場合の血漿中濃度

〔グラクソ・スミスクライン：バルトレックス錠500添付文書，2017年12月改訂（第15版）〕

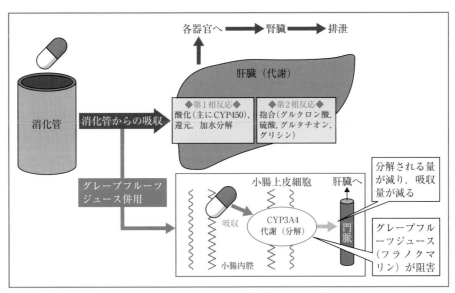

図5-3　グレープフルーツジュースとCYP3A4で代謝される薬の相互作用

摂取することで相互作用が出るのか，作用の発現に個人差はあるのかなどである。結論から言うと，グレープフルーツジュース200mL程度の摂取でもカルシウム拮抗薬（フェロジピン，ニソルジピン）の効果が増強されるとの報告がある。フラノクマリン含量は，果皮＞果実＞種の順で含有されており，グレープフルーツの品種，ジュースのロットによっても，フラノクマリン類の含有量は変動する。さらに，CYP3A4活性の個人差により相互作用に個人差が出てくる。血液中の薬物濃度の変化で評価した時，グレープフルーツと薬物との相互作用がほとんど認められない人もいれば，かなり影響が出る人もいる。よって安全性の観点から，

表5-1　グレープフルーツジュースにより作用が増強する主な薬

薬　効	一般名（商品名）
カルシウム拮抗薬（降圧薬・抗狭心症薬）	ニソルジピン（バイミカード） ニフェジピン（アダラート） フェロジピン（スプレンジール）
HMG-CoA還元酵素阻害薬（脂質異常症治療薬）	アトルバスタチンカルシウム水和物（リピトール） シンバスタチン（リポバス）
睡眠薬・抗不安薬（ベンゾジアゼピン系抗不安薬）	トリアゾラム（ハルシオン）
免疫抑制薬	シクロスポリン（サンディミュン, ネオーラル）
抗てんかん薬	カルバマゼピン（テグレトール）

ジュースのみならず果実についても薬との相互作用を注意するべきである[3]。

　グレープフルーツジュースとの併用を注意する薬の特徴は，以下の通りである。

　・腸上皮細胞に存在するCYP3A4による代謝を受ける

　・生体内利用率が小さい

　・治療域血中濃度が狭い

　例えば，カルシウム拮抗薬とグレープフルーツジュースの相互作用はよく知られているが，カルシウム拮抗薬の種類によって相互作用の程度は変わってくる。生物学的利用率が小さいフェロジピン（スプレンジール），ニソルジピン（バイミカード）では薬物血中濃度が高くなるが，生物学的利用率が大きいアムロジピン（アムロジン）では薬物血中濃度に大きな変化は少ない（表5-1）。

症例1　**カルシウム拮抗薬とグレープフルーツジュースの併用例[4]**

患者：63歳，男性。高血圧症

高血圧治療のため降圧薬を服用も血圧200/100mmHgでコントロール不良

使用薬品：1日当たりカルシウム拮抗薬ニフェジピン徐放薬90mg，1日当たりα遮断薬テラゾシン20mg

毎朝1回約170mLのグレープフルーツジュースを飲用→血圧が141/74mmHgに低下。

主治医の指摘に従いグレープフルーツジュースの飲用を中止→血圧は174/97mmHgまで上昇。

グレープフルーツジュースを再摂取→血圧は90/54mmHgまで低下。

【その後の経過】

ニフェジピン徐放薬を中止し，テラゾシンのみを投与したが血圧のコントロールは不良であった。グレープフルーツジュースを摂取した状態で，カルシウム拮抗薬フェロジピンを少量5mgより追加投与を開始し，10mgまで増量したところ，144/82mmHgと良好なコントロールが得られた。

2）納豆・緑黄色野菜と薬の相互作用

　納豆・緑黄色野菜に含まれるビタミンKと抗凝固薬のワルファリンカリウムとの併用が

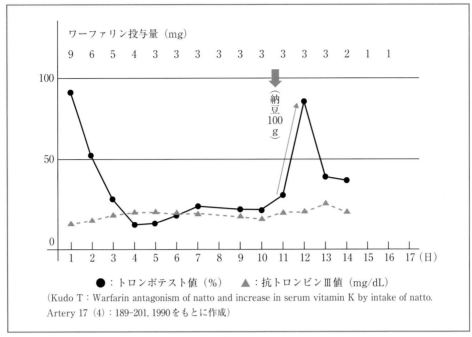

図5-4　納豆によるトロンボテスト値の変動

問題になる（図5-4）。ワルファリンカリウムは代表的な経口抗凝固薬で，血栓塞栓症の予防・治療に広く使われている。ワルファリンカリウムはビタミンK作用に拮抗し，肝臓におけるビタミンK依存性血液凝固因子（プロトロンビン，第Ⅶ，第Ⅳ，および第Ⅹ因子）の生合成を抑制して，抗凝血効果・抗血栓効果を発揮する。このように，ビタミンKは肝でのビタミンK依存性血液凝固因子産生に関与し，ワルファリンカリウムの作用と拮抗する。納豆は納豆菌がビタミンKを産生するため，避ける必要がある。さらに，ビタミンKを豊富に含むクロレラ食品，青汁も避ける必要がある。上記以外のビタミンK含有食品でも，一時的に大量摂取するとワルファリンの作用を減弱することがある。

症例2　ビタミンK含有食品とワルファリンの併用例[5]

患者：女性。心房細動

使用薬品：最初にヘパリンを用いて抗凝固療法を開始し，その後ワルファリン療法に変更。電気的除細動は成功し退院したが，プロトロンビン時間の調節が困難となった。

【その後の経過】

問診により，1日当たり450gのブロッコリーを摂取していることがわかり，ブロッコリーの摂取を中止したところ，プロトロンビン時間は延長し，良好な抗凝固療法を行うことができた。

表5-2　牛乳により吸収が減弱する主な薬

薬　効	一般名（商品名）
抗菌薬（テトラサイクリン系薬）	テトラサイクリン塩酸塩（アクロマイシン） ドキシサイクリン塩酸塩水和物（ビブラマイシン） ミノサイクリン塩酸塩（ミノマイシン）
抗菌薬（ニューキノロン系薬）	シプロフロキサシン水和物（シプロキサン） トスフロキサシントシル酸塩水和物（オゼックス） ノルフロキサシン（バクシダール）

表5-3　大量の牛乳によりミルク・アルカリ症候群を起こす主な薬

薬　効	一般名（商品名）
消化性潰瘍・胃炎治療薬	乾燥水酸化アルミニウムゲル・水酸化マグネシウム配合剤（マーロックス） ジサイクロミン塩酸塩・乾燥水酸化アルミニウムゲル・酸化マグネシウム（コランチル）
制酸薬，緩下薬	酸化マグネシウム（酸化マグネシウム，マグミット）

3) 牛乳と薬の相互作用

　牛乳との併用で薬の効果が減弱したり，増加することがある。また，ミルク・アルカリ症候群も報告されている。

◆ 効果が減弱する薬

・感染症に用いられる抗菌薬のテトラサイクリン系薬，ニューキノロン系薬では，牛乳中に含まれるカルシウムとキレートを形成して，薬の吸収が悪くなり作用が減弱する（表5-2）。薬剤の服用後，2時間程度牛乳の摂取を避けることが望ましいとされている。

◆ 効果が増加する薬

・角化症・乾癬治療薬であるエトレチナート（チガソン）は，牛乳との併用により，吸収が増加するとの報告がある。角化症患者10例において，エトレチナート1mg/kgを牛乳480mLで服用した時，血清中濃度は水で服用した場合の約260%に増加した[6]。

◆ その他の副作用が発現する薬

・胃薬のマーロックス（アルミニウム塩を主剤とする）や下剤・胃薬の酸化マグネシウムなどは大量の牛乳との併用でミルク・アルカリ症候群（高カルシウム血症，アルカローシス等）が出現することがある（表5-3）。

(2) 嗜好品と医薬品

1) コーヒー，紅茶，お茶などに含まれるカフェインと薬

　コーヒー，紅茶，お茶などに含まれるカフェインは，さまざまな薬と相互作用を起こす（表5-4，5-5）。最近ではエナジードリンク（カフェインを多く添加した清涼飲料水）が若者を中心に使用されており，過剰摂取によるカフェイン中毒も報告されている[7]。また，医薬品との相互作用も報告されており注意が必要である[8]。

表5-4 食品中のカフェイン濃度

食品名	カフェイン濃度	備考
カフェインを多く添加した清涼飲料水	32〜300mg/100mL	製品によって，カフェイン濃度，内容量が異なる
インスタントコーヒー（顆粒製品）	1杯当たり80mg	2g使用した場合
コーヒー（浸出液）	60mg/100mL	浸出法：コーヒー粉末10g，熱湯150mL
紅茶（浸出液）	30mg/100mL	浸出法：茶5g，熱湯360mL，1.5〜4分
せん茶（浸出液）	20mg/100mL	浸出法：茶10g，90℃430mL，1分
ほうじ茶（浸出液）	20mg/100mL	浸出法：茶15g，90℃650mL，0.5分
ウーロン茶（浸出液）	20mg/100mL	浸出法：茶15g，90℃650mL，0.5分
玄米茶（浸出液）	10mg/100mL	浸出法：茶15g，90℃650mL，0.5分

カフェインを多く添加した清涼飲料水は，市販4製品の成分表示等（2017年5月29日，全国清涼飲料工業会調べ）
コーヒー，インスタントコーヒー，紅茶，せん茶等は，文部科学省「日本食品標準成分表2015年版（七訂）」より引用
〔厚生労働省：食品に含まれるカフェインの過剰摂取についてQ＆A 〜カフェインの過剰摂取に注意しましょう〜
（https://www.mhlw.go.jp/stf/seisakunitsuite/bunya/0000170477.html）〕

表5-5 食品中のカフェインとの併用により中枢神経刺激作用が増強する主な薬

薬効	一般名（商品名）
気管支拡張薬（テオフィリン薬）	アミノフィリン（ネオフィリン） テオフィリン徐放剤（テオドール，ユニコン，ユニフィル）
抗うつ薬〔選択的セロトニン再取り込み阻害薬（SSRI）〕	フルボキサミンマレイン酸塩（デプロメール，ルボックス）
抗菌薬（ニューキノロン系薬）	シプロフロキサシン水和物（シプロキサン）

◆ 中枢神経刺激作用が増強する薬
・気管支拡張薬であるテオフィリンはカフェインと化学構造が似ており，代謝が阻害されたり，相加的に中枢神経刺激作用が増強する可能性がある。併用により，テオフィリン，カフェインの一方あるいは両方の血中濃度が高くなり，キサンチンによる中毒症状が出ることがある。

症例3 **カフェイン含有食品とテオフィリンの併用例[9]**
患者：58歳，男性。慢性閉塞性肺疾患（COPD）
4日前から呼吸困難，喀痰などの症状で治療開始
基礎疾患：アルコール性肝障害，COPD，心房細動
使用薬品：アミノフィリン徐放薬（テオフィリン含有）225mg
コンプライアンス：不良
心不全および呼吸器感染症を併発
副作用が疑われる症状：吐き気，簡易刺激，不安症状，多動性，頻脈，期外収縮，腸管蠕動の低下

血中テオフィリン濃度は治療域下（36 μ mol/L）

血中カフェイン濃度：顕著に高値（171 μ mol/L）

カフェインの代謝物であるテオブロミンとパラキサンチンの血中濃度→低値

【その後の経過】

この原因を明らかにするために，カフェインを含まない食事を3週間摂った後，テオフィリンとカフェインを併用したところ，血中カフェイン濃度は著しく上昇した。

・うつ病に用いるフルボキサミンマレイン酸塩，感染症に用いるニューキノロン系抗菌薬シプロフロキサシンは，CYP1A2を阻害しカフェインの分解を抑制することで，中枢神経刺激作用が増強する恐れがある。また，エフェドリン塩酸塩は相加的に作用し，血清カリウム値の低下が見られることがあるので注意が必要である。

◆ 効果が減弱する薬

・気分安定薬の炭酸リチウム（リーマス）の腎クリアランスを促進させて，血中リチウム濃度を低下させる。リチウムを服用している患者がカフェイン摂取を中止したために，血中リチウム濃度が上昇して，中毒症状が出現した例も報告されている。

2）お茶と鉄剤（造血薬）

鉄とお茶の中に含まれるタンニンが不溶性の塩を作って，鉄の吸収が阻害されるため，従来はお茶と鉄剤を一緒に飲まないように指導されてきた。添付文書にも，タンニン酸を含有するもの（濃い緑茶，コーヒーなど）と同時に服用することを避けるようにと記載されているものがある。しかし，最近の臨床研究から，鉄剤と緑茶の相互作用は治療上大きな影響はないことが明らかになっている[10, 11]。

3）アルコールと薬

アルコールは多くの薬において吸収・代謝などの段階で影響し，血中濃度を大きく変動させるため，薬剤との併用には注意する必要がある。

アルコールは主に肝臓の脱水素酵素により代謝されるが，一部はミクロゾームエタノール酸化系によって代謝される。この，ミクロゾームエタノール酸化系はCYP450が関与し，薬のCYP450による代謝を阻害する。

アルコール常用者では，アルコールの長期摂取によりミクロゾームエタノール酸化系の活性亢進が見られ，CYP450が増加する。それにより薬のCYP450による代謝を促進する。

また，アルコールの代謝に影響を与える薬がある。さらに，アルコール自体の中枢抑制作用のため薬の中枢抑制作用が増強されることもある。

◆ 効果が増強される薬（表5-6）

・睡眠薬・抗不安薬のベンゾジアゼピン系抗不安薬では，代謝が阻害されることにより血中濃度が高くなり，さらにアルコールの中枢抑制作用により作用が増強される。

・抗てんかん薬のカルバマゼピン，抗凝固薬のワルファリンカリウムでは，代謝が阻害され

表5-6　アルコールにより効果が増強される主な薬

薬　効	一般名（商品名）
睡眠薬・抗不安薬（ベンゾジアゼピン系薬）	アルプラゾラム（コンスタン，ソラナックス） エチゾラム（デパス） ジアゼパム（セルシン，ホリゾン） トリアゾラム（ハルシオン） フルニトラゼパム（サイレース，ロヒプノール）
抗てんかん薬	カルバマゼピン（テグレトール）
抗凝固薬	ワルファリンカリウム（ワーファリン，ワルファリンK）

表5-7　アルコールの作用を増強する主な薬

薬　効	一般名（商品名）
抗菌薬（セフェム系薬）	セフミノクスナトリウム水和物（メイセリン） セフメタゾールナトリウム（セフメタゾン） セフメノキシム塩酸塩（ベストコール） ラダモキセフナトリウム（シオマリン）
糖尿病治療薬	クロルプロパミド（クロルプロパミド）
抗原虫薬	メトロニダゾール（フラジール）
H_2受容体拮抗薬	シメチジン（タガメット） ラニチジン塩酸塩（ザンタック）

表5-8　アルコールの常飲者（大酒家）で注意が必要な主な薬

薬　効	一般名（商品名）
抗凝固薬	ワルファリンカリウム（ワーファリン，ワーファリンK）→作用が減弱
抗てんかん薬	フェニトイン（アレビアチン）→作用が減弱
糖尿病治療薬	アセトヘキサミド（ジメリン）→アルコール耐性の低下
解熱鎮痛薬	アセトアミノフェン（アルピニー，アンヒバ，カロナール）→肝毒性による肝障害の危険

　作用が増強される。これらの薬は飲酒中，飲酒直後の服用には特に注意が必要である。

◆ アルコールの作用を増強する薬（表5-7）

・感染症に用いられるセフェム系薬の中には，アセトアルデヒド脱水素酵素を阻害することによりアルコールの分解を阻害し，体内にアセトアルデヒドが蓄積し，顔面紅潮，吐き気などのジスルフィラム様作用を起こすものがある。ほかにも，胃腸薬のシメチジン，糖尿病治療薬のスルホニルウレア，抗原虫薬のメトロニダゾールなどがある。

◆ アルコールの常飲者（大酒家）で注意が必要な薬（表5-8）

・抗凝固薬のワルファリンでは，作用・効果が減弱する。糖尿病治療薬のアセトヘキサミドではアルコール耐性が低下する。さらに，解熱鎮痛薬のアセトアミノフェンでは，肝毒性が増強される。

4) セントジョーンズワート（セイヨウオトギリソウ）と薬

セントジョーンズワートは，軽度〜中等度のうつ病やうつ状態を改善する作用があると考えられ，健康食品として用いられている。セントジョーンズワートに含まれているピペリシン，ピペルフォリンに抗うつ作用があるとされている。

セントジョーンズワートは，CYP450を誘導するため，CYP450で代謝される多くの薬と相互作用がある。日本では2000年5月，厚生省（当時）がセントジョーンズワートと医薬品との相互作用について医薬品等安全性情報で注意喚起を行った。CYP450，特にCYP3A4およびCYP1A2が誘導され，抗HIV薬であるエファビレンツ，強心薬のジゴキシン，免疫抑制薬であるシクロスポリン，気管支拡張薬であるテオフィリン，抗凝固薬のワルファリンカリウム，月経困難治療薬の効果が減少する可能性がある（表5-9）。一方，抗うつ薬のフルボキサミンマレイン酸塩のセロトニン作用を増強させるので注意が必要である。

症例4 **シクロスポリン（免疫抑制薬）とセントジョーンズワートの併用により血中濃度が低下した臨床例** [12, 13]

1例は末期虚血性心疾患のため11カ月前に心移植した61歳男性で，もう1例は末期虚血性心疾患のため20カ月前に心移植した63歳男性の例である。いずれの症例においても，移植後，シクロスポリン，アザチオプリンなどの免疫抑制薬の投与でコントロールされ，シクロスポリン濃度は安定していたが，市販のセントジョーンズワート含有製品（抽出物300mg含有）を1日3回摂取したところ，摂取開始3週間後にシクロスポリンの血中濃度の低下が見られ，生検の結果，急性拒絶反応が観察された。両症例とも拒絶反応を疑わせる他の要因は見当たらず，セントジョーンズワート含有製品の摂取を中止したところ，シクロスポリンの血中濃度は回復した（図5-5）。

表5-9 セントジョーンズワートにより作用が減弱する主な薬

薬効	一般名（商品名）
抗HIV薬	エファビレンツ（ストックリン） ネビラピン（ビラミューン） ホスアンプレナブルカルシウム水和物（レクシヴァ）
強心薬	ジゴキシン（ジゴシン，メチルジゴキシン）
免疫抑制薬	シクロスポリン（サンディミュン，ネオーラル）
気管支拡張薬	テオフィリン徐放剤（テオドール，ユニコン，ユニフィル）
抗凝固薬	ワルファリンカリウム（ワーファリン，ワルファリンK）
抗てんかん薬	フェニトイン（アレビアチン，ヒダントール）
月経困難症治療薬（卵胞ホルモン・黄体ホルモン配合薬）	ノルエチステロン・エチニルエストラジオール（ルナベル）
抗悪性腫瘍薬（分子標的薬チロシンキナーゼ阻害薬）	イブルチニブ（イムブルビカ） イマチニブメシル酸塩（グリベック） エルロチニブ塩酸塩（タルセバ）

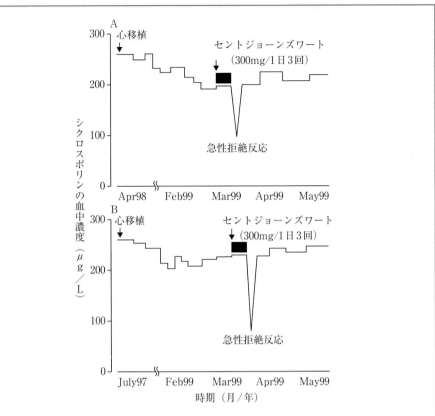

症例は心移植を施行された男性患者（AとB）でシクロスポリンやその他の免疫抑制剤が投与されていた。その後，セントジョーンズワート（300mg含有，ヒペリシンとして0.9mg）を1日3回摂取したところ，シクロスポリンの血中濃度が治療域（150μg/L）以下に低下し，急性拒絶反応が認められた。セントジョーンズワート摂取中止後，シクロスポリンの血中濃度は回復した。

（内田信也　他：食品・サプリメントと医薬品との相互作用．ぶんせき，9：454-460，2007，原著はRuschitzka F, et al.：Acute heart transplant rejection due to Saint John's wort. Lancet, 355（9203）：548-549, 2000）

図5-5　セントジョーンズワートとシクロスポリンの相互作用

症例5　イマチニブメシル酸塩（抗悪性腫瘍薬）とセントジョーンズワートの併用例[14]

　10人（詳細不明，アメリカ）を対象としたオープンラベルクロスオーバー比較試験において，セイヨウオトギリソウ300mg×3回／日を2週間摂取させたところ，イマチニブ（CYP3A4基質）の血中濃度（AUC，C_{max}）の低下と半減期の短縮が認められた[14]。

5) タバコと薬

　タバコの煙には，ニコチンをはじめとして4,000種以上の化学物質が含まれている。このうち，主として脂溶性多環式芳香族炭化水素はCYP450を誘導するため，CYP450で代謝される薬の代謝・排泄速度を増大させる。その結果，薬の血中濃度を低下させる（表5-10）。

　このうち気管支拡張薬のテオフィリンでは影響が大きく，喫煙でテオフィリンの効果が減弱する。一方，禁煙（禁煙補助薬であるニコチン製剤使用時を含む）によりテオフィリンの

表5-10　喫煙により効果が減弱する薬

薬　効	一般名（商品名）
気管支拡張薬（キサンチン誘導体）	テオフィリン徐放剤（テオドール，ユニコン，ユニフィル）
降圧薬（β遮断薬）	プロプラノロール塩酸塩（インデラル）
解熱鎮痛薬	アセトアミノフェン（アルピニー，アンヒバ，カロナール）
抗不整脈薬（Naチャネル遮断薬）	リドカイン塩酸塩（オリベス，キシロカイン）
抗精神病薬・双極性障害治療薬・制吐薬	オランザピン（ジプレキサ）

表5-11　喫煙が慎重投与もしくは禁忌の主な薬

薬　効	一般名（商品名）
月経困難症治療薬（卵胞ホルモン・黄体ホルモン配合薬：OC製剤）	ドロスピレノン・エチニルエストラジオール（ヤーズ） ノルエチステロン・エチニルエストラジオール（ルナベル）
経口避妊薬（低用量OC製剤）	デソゲストレル・エチニルエストラジオール（マーベロン） レボノルゲストレル・エチニルエストラジオール（アンジュ，トリキュラー）

中毒症状が現れることがある。そこで，喘息患者には喫煙の有無を確認し，禁煙指導を行い，テオフィリンの血中濃度をモニターすることが望ましい。

さらに，タバコとの併用の注意が必要な薬として経口避妊薬，月経困難症治療薬として用いる女性ホルモン薬がある。これらは，喫煙により，心血管系への有害作用の危険性を増大させることが疫学的に明らかになっている。月経困難症治療薬のOC製剤（卵胞ホルモン・黄体ホルモン配合薬）は，35歳以上で1日15本以上の喫煙者（心筋梗塞等の心血管系の障害が発生しやすくなるとの報告がある）では禁忌，禁忌の対象外の喫煙者は慎重投与となっている（表5-11）。

症例6　喫煙とテオフィリンの相互作用[15]

患者：29歳，女性。気管支喘息，てんかん

数カ月前に喘息と診断され，治療開始

喫煙状況：1日当たり2箱の喫煙

基礎疾患：てんかん

使用薬品：抗てんかん薬フェニトイン，フェノバルビタール。1日当たり900mgのテオフィリンの徐放剤（テオドール），β刺激薬アルブテロール（わが国では未発売）

【その後の経過】

6週間前から腹部症状が見られたため，フェニトインとフェノバルビタールを中止した。数日前から，呼吸困難，努力性呼吸，上気道炎症状が出現し，さらに，てんかん発作を合併したために緊急入院をした。入院時のテオフィリン濃度は4.92μg/mLと低値であった（治療域10～20μg/mL）。入院2日目からテオフィリンを静脈内投与し，入院15日目で

1日当たり4,000mgの経口テオフィリンを投与し，入院16日目中には血中濃度が15.4μg/mLと安定した（この時，フェニトイン100mg，フェノバルビタール60mg，プレドニゾロン80mg併用）。

喫煙とともに，薬物代謝酵素の誘導する抗てんかん薬（フェニトイン，フェノバルビタール）を併用したためテオフィリンクリアランスが上昇し，テオフィリン血中濃度が低下したため，テオフィリンの必要量が多くなったと考えられる（テオフィリンの常用量は，わが国では気管支喘息で1日400mgとなっている）。

表5-12に，薬効別薬と食品の相互作用一覧表を示す。

表5-12　薬効別薬と食品の相互作用一覧表

薬効	一般名	商品名	食品	
角化症・乾癬治療薬	エトレチナート	チガソン	牛乳	
			高脂肪食	
気管支拡張薬	テオフィリン徐放剤	テオドール ユニコン ユニフィル	カフェイン（コーヒー，紅茶，緑茶など）	
			高たんぱく食	
			炭火焼き食品	
			セントジョーンズワート	
			タバコ	
	エフェドリン塩酸塩	エフェドリン塩酸塩	カフェイン	
	dl-メチルエフェドリン塩酸塩	メチエフ		
強心薬	ジゴキシン	ジゴシン メチルジゴキシン	アルコール	
			セントジョーンズワート	
経口避妊薬（低用量OC製剤）	レボノルゲストレル・エチニルエストラジオール	アンジュ トリキュラー	タバコ	
	デソゲストレル・エチニルエストラジオール	マーベロン		
抗凝固薬	ワルファリンカリウム	ワーファリン ワルファリンK	アルコール	
			セントジョーンズワート	
			ビタミンA（干しヤツメウナギ，鶏・豚・牛肝臓など）	
			ビタミンC（グァバ，スダチ果汁など）	
			ビタミンE（大豆油，ごま油，大豆，ウナギかば焼きなど）	
			ビタミンK含有食品（納豆，クロレラ食品，青汁）	
			ビタミンK含有食品（ブロッコリー，キャベツ，カブラ菜，レタスなどの野菜）	
月経困難症治療薬 卵胞ホルモン・黄体ホルモン配合薬（OC製剤）	ドロスピレノン・エチニルエストラジオール	ヤーズ	タバコ	
			セントジョーンズワート	
	ノルエチステロン・エチニルエストラジオール	ルナベル	タバコ	
			セントジョーンズワート	
解熱鎮痛薬	アセトアミノフェン	アルピニー アンヒバ カロナール	アルコール	
			タバコ	
			糖分の多いもの	

相互作用（機序・危険因子）	相互作用
牛乳により血清中濃度が増加する	増強
高脂肪食により血漿中濃度が増加する	増強
中枢神経刺激作用が増強する	増強
肝臓での代謝が促進され，血中半減期が35～40%短くなるといわれている	減弱
炭を焼く際に生じるポリサイクリックヒドロカーボンが肝の薬物代謝酵素を活性化し，効果が減弱する可能性がある	減弱
CYP3A4およびCYP1A2が誘導され効果が減弱する	減弱
喫煙により肝薬物代謝酵素が誘導され，テオフィリンクリアランスが上昇し，テオフィリン血中濃度が低下すると考えられる。また，禁煙により血中濃度が上昇すると考えられる	減弱
カフェインと相加的に作用し，血清カリウム値の低下が見られることがある	増強
アルコール脱水酵素により酸化を受けるので，エタノールと競合し，代謝が阻害される	増強
CYP3A4およびCYP1A2が誘導され効果が減弱する	減弱
35歳以上で1日15本以上の喫煙者（心筋梗塞等の心血管系の障害が発生しやすくなるとの報告がある）では禁忌，禁忌の対象外の喫煙者は慎重投与となっている	循環器系副作用のリスクを増大
CYP455による代謝を阻害し作用が増強される。アルコールの慢性的摂取では，薬物代謝酵素を誘導し，作用を減弱する	増強だが慢性飲酒では減弱
CYP3A4およびCYP1A2が誘導され効果が減弱する	減弱
血液凝固阻止作用を増大させる	増強
極端な大量摂取はプロトロンビン時間を減少させることがある。血液凝固阻止作用を低下させる	減弱
血液凝固阻止作用を増大させる	増強
左記食品に含まれるビタミンKが，本剤のビタミンK依存性血液凝固因子生合成阻害作用と拮抗する。併用は禁忌である	減弱
大量摂取の場合抗凝固作用の減弱が認められる	減弱
35歳以上で1日15本以上の喫煙者（心筋梗塞等の心血管系の障害が発生しやすくなるとの報告がある）では禁忌，禁忌の対象外の喫煙者は慎重投与となっている	循環器系副作用のリスクを増大
肝の薬物代謝酵素を阻害し，代謝を促進する	減弱
35歳以上で1日15本以上の喫煙者（心筋梗塞等の心血管系の障害が発生しやすくなるとの報告がある。）では禁忌，禁忌の対象外の喫煙者は慎重投与となっている	循環器系副作用のリスクを増大
肝の薬物代謝酵素を阻害し，代謝を促進する	減弱
アルコールの常飲者（大酒家）で肝毒性による肝障害の危険がある（代謝促進により肝毒性を持つ活性代謝物に変化し，肝障害を起こす）	肝毒性
喫煙によりCYP450を誘導し，代謝・排泄速度を増大させ，血中濃度を低下させる	減弱
炭水化物と複合体を作り初期吸収速度が減少する（吸収量は変わらない）	減弱

薬効	一般名	商品名	食品	
抗HIV薬	エファビレンツ	ストックリン	セントジョーンズワート	
	ネビラピン	ビラミューン		
	ホスアンプレナブルカルシウム水和物	レクシヴァ		
抗悪性腫瘍薬（分子標的治療薬チロシンキナーゼ阻害薬）	イブルチニブ	イムブルビカ	グレープフルーツジュース	
			セントジョーンズワート	
	イマチニブメシル酸塩	グリベック	グレープフルーツジュース	
			セントジョーンズワート	
	エルロチニブ塩酸塩	タルセバ	グレープフルーツジュース	
			セントジョーンズワート	
降圧薬（β遮断薬）	プロプラノロール塩酸塩	インデラル	タバコ	
			アルコール	
降圧薬・抗狭心症薬 カルシウム拮抗薬	ニソルジピン	バイミカード	グレープフルーツジュース	
	ニフェジピン	アダラート		
	フェロジピン	スプレンジール		
抗うつ薬〔選択的セロトニン再取り込み阻害薬（SSRI）〕	フルボキサミンマレイン酸塩	デプロメール ルボックス	カフェイン	
			セントジョーンズワート	
抗菌薬（β-ラクタマーゼ阻害薬配合薬）	クラブラン酸カリウム・アモキシシリン水和物	オーグメンチン	牛乳	
抗菌薬（セフェム系薬）	セファレキシン	ケフレックス	牛乳	
	セフミノクスナトリウム水和物	メイセリン	アルコール	
	セフメタゾールナトリウム	セフメタゾン		
	セフメノキシム塩酸塩	ベストコール		
	ラタモキセフナトリウム	シオマリン		
抗菌薬（テトラサイクリン系薬）	テトラサイクリン塩酸塩	アクロマイシン	牛乳	
	ドキシサイクリン塩酸塩水和物	ビブラマイシン		
	ミノサイクリン塩酸塩	ミノマイシン		
抗菌薬（ニューキノロン系薬）	シプロフロキサシン水和物	シプロキサン	カフェイン	
			牛乳	
	トスフロキサシントシル酸塩水和物	オゼックス	牛乳	
	ノルフロキサシン	バクシダール	牛乳	
抗結核薬	イソニアジド	イスコチン	ヒスチジンを多く含有する魚（マグロ等）	
			チラミンを多く含有する食物（チーズ，ワイン，ソラマメ等）	
抗原虫薬	メトロニダゾール	フラジール	アルコール	

相互作用（機序・危険因子）	相互作用
CYP3A4およびCYP1A2が誘導され,効果が減弱する	減弱
CYP3Aが誘導され, 代謝が促進され, 効果が減弱する	
代謝が促進され, 効果が減弱する	
CYP3A4を非可逆的に阻害し, 薬が代謝されないため, 循環血液中に入る薬の量は多くなり作用が増強される	増強
CYP3A4を誘導することにより代謝を促進し, 血中濃度を低下させる	減弱
CYP3A4を非可逆的に阻害し, 薬が代謝されないため, 循環血液中に入る薬の量は多くなり作用が増強される	増強
CYP3A4を誘導することにより代謝を促進し, 血中濃度を低下させる	減弱
CYP3A4を非可逆的に阻害し, 薬が代謝されないため, 循環血液中に入る薬の量は多くなり作用が増強される	増強
CYP3A4を誘導することにより代謝を促進し, 血中濃度を低下させる	減弱
喫煙によりCYP450を誘導し, 代謝・排泄速度を増大させ, 血中濃度を低下させる	減弱
アルコールにより吸収, 代謝が変動する	減弱または増強
CYP3A4を非可逆的に阻害し, 薬が代謝されないため, 循環血液中に入る薬の量は多くなり作用が増強される	増強
中枢神経刺激作用が増強する	カフェインの作用を増強
セロトニン作用を増強する	増強
薬物血中濃度—時間曲線下面積（AUC）を低下させる	減弱
小児においてミルクの摂取により吸収率が低下する	減弱
アセトアルデヒド脱水素酵素を阻害しアルコールの分解を阻害するため, 体内にアセトアルデヒドが蓄積し, 顔面紅潮, 吐き気などのジスルフィラム様作用を起こす	アルコールの作用を増強
牛乳はテトラサイクリンの吸収を阻害する	減弱
中枢神経刺激作用が増強する	カフェインの作用を増強
吸収を阻害する	減弱
吸収を阻害する	減弱
吸収を阻害する	減弱
ヒスタミン代謝酵素阻害作用により, 体内にヒスタミンが蓄積すると考えられている	ヒスタミン中毒
MAO阻害作用によりチラミンは不活性化されず, アドレナリン作動性神経終末部において蓄積されているカテコールアミンの遊離を促進すると考えられている。その結果, 血圧上昇, 動悸が現れることがある	チラミンが蓄積
アセトアルデヒド脱水素酵素を阻害しアルコールの分解を阻害, 体内にアセトアルデヒドが蓄積し, 顔面紅潮, 吐き気などのジスルフィラム様作用を起こす	アルコールの作用を増強

（次頁に続く）

薬効	一般名	商品名	食品	
抗てんかん薬	カルバマゼピン	テグレトール	アルコール	
			グレープフルーツジュース	
			セントジョーンズワート	
	フェニトイン	アレビアチン	セントジョーンズワート	
			葉酸	
抗不整脈薬（Naチャネル遮断薬）	リドカイン塩酸塩	オリベス キシロカイン	タバコ	
脂質異常症治療薬 HMG-CoA還元酵素阻害薬	アトルバスタチンカルシウム水和物	リピトール	グレープフルーツジュース	
	シンバスタチン	リポバス		
抗精神病薬・双極性障害治療薬・制吐薬	オランザピン	ジプレキサ	アルコール	
			タバコ	
消化性潰瘍治療薬 H₂受容体拮抗薬	シメチジン	タガメット	アルコール	
	ラニチジン塩酸塩	ザンタック		
消化性潰瘍・胃炎治療薬	乾燥水酸化アルミニウムゲル・水酸化マグネシウム配合薬	マーロックス	牛乳	
	ジサイクロミン塩酸塩・水酸化アルミニウムゲル・酸化マグネシウム	コランチル		
睡眠薬・抗不安薬（ベンゾジアゼピン系薬）	アルプラゾラム	コンスタン ソラナックス	アルコール	
	エチゾラム	デパス		
	ジアゼパム	セルシン ホリゾン		
	トリアゾラム	ハルシオン	アルコール	
			グレープフルーツジュース	
	フルニトラゼパム	サイレース ロヒプノール	アルコール	
制酸薬，緩下薬	酸化マグネシウム	酸化マグネシウム マグミット	牛乳	
鉄剤	溶性ピロリン酸第二鉄	インクレミン	お茶	
	フマル酸第一鉄	フェルムカプセル		
	乾燥硫酸鉄	フェロ・グラデュメット		
	クエン酸第一鉄ナトリウム	フェロミア		
糖尿病治療薬	クロルプロパミド	クロルプロパミド	アルコール	
免疫抑制薬	シクロスポリン	サンディミュン ネオーラル	グレープフルーツジュース	
			セントジョーンズワート	

相互作用（機序・危険因子）	相互作用
中枢神経抑制作用を有するため，併用により作用が増強する恐れがある	増強
CYP3A4を非可逆的に阻害し，薬が代謝されないため，循環血液中に入る薬の量は多くなり作用が増強される	増強
CYP3A4およびCYP1A2が誘導され効果が減弱する	減弱
CYP3A4およびCYP1A2が誘導され効果が減弱する	減弱
脳内pH上昇による葉酸の吸収障害，組織への葉酸輸送障害，補酵素としての葉酸の消費増大が考えられる	葉酸欠乏症
喫煙によりCYP450を誘導し，代謝・排泄速度を増大させ，血中濃度を低下させる	減弱
CYP3A4を非可逆的に阻害し，薬が代謝されないため，循環血液中に入る薬の量は多くなり作用が増強される	増強
中枢神経抑制作用を有し，相互に作用を増強する	増強
血中濃度を低下させる	減弱
CYP455による代謝を阻害し，アルコールの作用が増強される	増強
牛乳の大量摂取でミルク・アルカリ症候群を起こす	血清カルシウムの上昇
CYP451による代謝を阻害し，作用が増強される	増強
中枢神経抑制作用が増強される	増強
CAP3A4を非可逆的に阻害し，薬が代謝されないため，循環血液中に入る薬の量は多くなり作用が増強される	増強
CYP451による代謝を阻害し，作用が増強される	増強
牛乳の大量摂取でミルク・アルカリ症候群を起こす	血清カルシウムの上昇
タンニン酸が鉄剤の吸収を阻害する。最近の臨床研究から，鉄剤と緑茶の相互作用は治療上大きな影響はないことが明らかになっている	減弱
アセトアルデヒド脱水素酵素を阻害しアルコールの分解を阻害するため，体内にアセトアルデヒドが蓄積し顔面紅潮，吐き気などのジスルフィラム様作用を起こす	アルコールの作用を増強
CYP3A4を非可逆的に阻害し，薬が代謝されないため，循環血液中に入る薬の量は多くなり作用が増強される	増強
CYP3A4およびCYP1A2が誘導され効果が減弱する	減弱

引用文献

1) Barr WH, et al. : Decrease of tetracycline absorption in man by sodium bicarbonate. Clin Pharmacol. Ther, 12 (5): 779, 1971

2) グラクソ・スミスクライン：バルトレックス添付文書，2014年11月改訂（第13版）

3) 猿橋裕子：薬理学 Q Ca拮抗薬とグレープフルーツ摂取．週刊日本医事新報No.4569, 60-61

4) Psarik P：Blood pressure-lowering effect of adding grapefruit juice to nifedipine and terazosin in a patient with severe renovascular hypertension. Arch Fam Med, 5 (7)：413-416,1996

5) Kempin SJ：Wafarin resistance caused by broccoli. N Engl J Med, 308 (20)：1229-1230, 1983

6) 中外製薬：チガソン添付文書，2014年7月改訂（第9版）

7) 高山みお 他：カフェイン飲料・製剤の過剰摂取によるカフェイン中毒事故の1剖検例．日本アルコール・薬物医学会雑誌，51 (3)：228-233, 2016

8) Lalonde JK, et al. : Canadian and American psychiatrists' attitudes toward dissociative disorders diagnoses. Can J Psychiatry, 46 (5)：407-412, 2001

9) Iversen SA, et al. : Unsuspected caffeine toxicity complicating theophylline therapy. Hum Toxicol, 3 (6)：509-512, 1984

10) 原田契一：緑茶と鉄剤 緑茶の飲用は徐放性鉄剤の効果に影響を与えない．日本薬剤師会雑誌，38 (12)：1145-1148, 1986

11) 本屋敏郎 他：徐放性鉄剤の吸収に及ぼすお茶の影響．病院薬学，13 (2)：87-91, 1986

12) 厚生省医薬安全局安全対策課，同監視指導課：セント・ジョーンズ・ワート（セイヨウオトギリソウ）と医薬品の相互作用について，2000年5月10日

13) Ruschitzka F, et al. : Acute heart transplant rejection due to Saint John's wort. Lancet, 355 (9203)：548-549, 2000

14) Smith PF, et al. : Induction of imatinib metabolism by hypericum perforatum. Blood, 104 (4)：1229-1230, 2004

15) Nichoison JP, et al. : Massive theophylline dosing in a heavy smoker receiving both phenytoin and phenobarbital. Ann Pharmacother, 26 (3)：334-336, 1992

理解度確認問題

問題1　次の記述のうち正しいものはどれか。

1. 薬物動態学的相互作用は，薬物相互作用の35％を占める。
2. 薬力学的相互作用は，薬の血中濃度が変化するために生じる。
3. 薬の溶解度はpHに依存しない。
4. 通常空腹時では胃内のpH値は1～2であり，標準的な食事により短時間でpH値が6に上昇し，約2時間持続する。
5. 抗菌薬のアンピシリン，エリスロマイシンは，空腹時の服用で効果が良くなる。

問題2　薬の吸収経路について正しいものはどれか。

1. バイオアベイラビリティ（生物学的利用能）は，服用した薬のうちでどれくらいの薬が全身血流に乗って利用されるかを表す指標である。
2. 経直腸投与は，吸収に時間がかかる。
3. 経口投与では，飲んだ薬はすべて体内で利用される。
4. 静脈内投与は，正確な量を投与するのが難しい。
5. 舌下投与では，薬は口の粘膜から吸収される。

問題3　薬物の代謝について誤っているものはどれか。

1. 経口投与された薬の多くは，小腸で吸収されて門脈に入った後，肝臓に運ばれ代謝，不活性化される。
2. 薬の多くは脂溶性であり，代謝酵素によって水に溶けやすい形へと変換される。
3. CYP450は，薬物代謝の中心的酵素である。
3. CYP450は，酸化反応によって化合物自体の構造を変えることで，水溶性を向上させる。
5. CYP450活性を阻害すると，血中薬物濃度が低下して薬の効果が悪くなることがある。

問題4　グレープフルーツジュースと薬の相互作用について正しいものはどれか。

1. 経口投与の場合，相互作用を起こす部位は肝と考えられている。
2. グレープフルーツ中のフラノクマリン類がCYP3A4を可逆的に阻害する。
3. 免疫抑制薬のシクロスポリンはグレープフルーツジュースとの併用で作用が減弱する。
4. カルシウム拮抗薬のニフェジピンはグレープフルーツジュースで作用が増強する。
5. 脂質異常症治療薬（HMG-CoA還元酵素阻害薬）のシンバスタチンはグレープフルーツジュースで作用が減弱する。

問題5　次の記述で誤っているものはどれか。

1. ビタミンKは肝でのビタミンK依存性凝固因子産生に関与する。
2. ワルファリンは経口抗凝固薬である。
3. ワルファリン服用中は，クロレラ食品を摂取してはならない。
4. 納豆中に含有されるビタミンKは他の緑黄色野菜と変わらないので，ワルファリン服用中でも少量であれば摂取しても問題にならない。
5. ワルファリン服用中は，青汁を摂取してはいけない。

問題6　牛乳と薬の相互作用について正しいのはどれか

1. ニューキノロン系抗菌薬のシプロフロキサシンは，牛乳で効果が増強する。
2. テトラサイクリン系抗菌薬のテトラサイクリンは，牛乳で効果が増強する。
3. 角化症・乾癬治療薬であるエトレチナートは，牛乳との併用により，吸収が低下する。
4. 下剤・胃薬の酸化マグネシウムは大量の牛乳との併用でミルク－アルカリ症候群（高カルシウム血症，アルカローシス等）が現れることがある。
5. 牛乳中のカルシウムと薬がキレートを形成し，吸収が促進される。

問題7　コーヒー，紅茶，お茶と薬の相互作用について正しいものはどれか。

1. コーヒー，紅茶，お茶に含まれるフェインは，気管支拡張薬であるテオフィリンの中枢神経刺激作用を増強する。
2. コーヒー，紅茶，お茶に含まれるフェインは，気管支拡張薬であるエフェドリンの作用を減弱する。
3. コーヒー，紅茶，お茶に含まれるフェインとニューキノロン系抗菌薬であるシプロフロキサシンを併用すると，中枢神経刺激作用が減弱する。
4. 鉄剤と緑茶の併用は治療上，必ず避ける必要がある。
5. コーヒー，紅茶，お茶に含まれるフェインは，気分安定薬の炭酸リチウムの作用を増強する。

問題8　アルコールと薬の相互作用について正しいものはどれか。

1. アルコールの代謝系であるミクロゾームエタノール酸化系は薬のCYP450による代謝を促進する。
2. アルコール常用者では，アルコールの長期摂取により薬のCYP450での代謝が悪くなる。
3. 血液凝固防止薬であるワルファリンの作用を減弱する。
4. 抗不安薬であるエチゾラムの作用を減弱する。
5. セフェム系抗菌薬であるセフメノキシムとアルコールの併用で，ジスルフィラム様作用が現れることがある。

問題9　セントジョーズワートと薬の相互作用について正しいものはどれか。

1. 強心薬であるジゴキシンの作用を減弱する。
2. 免疫抑制薬であるシクロスポリンの効果を増強する。
3. 気管支拡張薬であるテオフィリンの効果には影響しない。
4. 血液凝固防止薬であるワルファリンの作用を増強する。
5. 抗悪性腫瘍薬であるイマチニブの効果を増強する。

問題10　喫煙と薬の相互作用について正しいものはどれか。

1. 気管支拡張薬であるテオフィリンの作用を増強する。
2. 降圧薬（β遮断薬）であるプロプラノロールの作用を増強する。
3. 解熱鎮痛薬であるアセトアミノフェンの作用を増強する。
4. 抗精神病薬であるオランザピンの作用を減弱させる。
5. 月経困難症治療薬の卵胞ホルモン・黄体ホルモン配合薬は，35歳以上で1日15本以上の喫煙者には慎重投与である。

解答

問題1 〈解答〉4

1. 薬物動態学的相互作用は，薬物相互作用の65%を占める。
2. 薬力学的相互作用は，薬の血中濃度の変化を伴わない。
3. 薬の溶解度はpHによって異なる。
5. 抗菌薬のアンピシリン，エリスロマイシンは，酸性下で不安定なため空腹時の服用で効果が減弱する場合がある。

問題2 〈解答〉1

2. 直腸の壁は薄くて血液供給が豊富なので，薬はすぐに吸収される。
3. 経口投与では，服用したすべての薬が利用されるわけではない。小腸からの吸収，代謝，さらに肝臓での代謝を考慮する必要がある。
4. 静脈内投与とは，針を直接静脈に挿入する方法で，正確な用量を速く，手際よく全身に運ぶ。
5. 舌下投与では，薬は舌の下にある小血管から直接吸収される。

問題3 〈解答〉5

CYP3A4活性を阻害すると，薬の代謝が阻害されるため，薬の血中濃度を上昇させ，有害反応が出現することがある。

問題4 〈解答〉4

1. 相互作用を起こす部位は消化管と考えられている。
2. グレープフルーツ中のフラノクマリン類はCYP3A4を可逆的ではなく非可逆的に阻害する。
3~5. 消化管でのCYP3A4による代謝が阻害され，循環血液量に入る量が多くなり，血中濃度が上昇し作用が増強する。

問題5 〈解答〉4

4. 納豆菌がビタミンKを生産するため，少量の摂取でもワルファリンの作用を阻害するので避ける必要がある。

問題6 〈解答〉4

1, 2, 5. ニューキノロン系抗菌薬，テトラサイクリン系抗菌薬は，牛乳に含まれるカルシウムとキレートを形成し，薬の吸収が悪くなり効果が減弱する。
3. 角化症・乾癬治療薬であるエトレチナートは，牛乳との併用により，吸収が増加する。

問題7 〈解答〉1

2. カフェインは気管支拡張薬であるエフェドリンと相加的に作用し，血清カリウム値の低下がみられることがある。

3. シプロフロキサシンは，CYP1A2を阻害しカフェインの分解を抑制することで中枢神経刺激作用が増強する恐れがある。

4. 最近の臨床研究から，鉄剤と緑茶の相互作用は治療上大きな影響はないことが明らかになった。よって必ず避ける必要はない。

5. カフェインは，炭酸リチウム（リーマス）の腎クリアランスを促進させて血中リチウム濃度を低下させる。

問題8 〈解答〉5

1. アルコールの代謝系であるミクロゾームエタノール酸化系は薬のCYP450による代謝を阻害する。

2. アルコール常用者では，アルコールの長期摂取によりミクロゾームエタノール酸化系の活性亢進がみられ，CYP450が増加する。それにより薬のCYP450による代謝を促進する。

3. 抗凝固薬のワルファリンは，代謝が阻害され作用が増強される。

4. 睡眠薬・抗不安薬のエチゾラムは，代謝が阻害され血中濃度が高くなり，さらにアルコールの中枢抑制作用により作用が増強される。

問題9 〈解答〉1

1～5. 日本では2000年5月，厚生省がセントジョーンズワートと医薬品との相互作用について医薬品等安全性情報で注意喚起を行った。薬物代謝酵素であるCYP，特にCYP3A4およびCYP1A2が誘導され，強心薬のジゴキシン，免疫抑制薬であるシクロスポリン，気管支拡張薬であるテオフィリン，血液凝固防止薬のワルファリン，抗悪性腫瘍薬のイマチニブの効果が減少する可能性がある。

問題10 〈解答〉4

1～3. タバコの煙にはニコチンをはじめとして4,000種以上の化学物質が含まれている。このうち主として脂溶性多環式芳香族炭化水素は，CYP450を誘導するため，CYP450で代謝される薬の代謝・排泄速度を増大させる。その結果，薬の血中濃度を低下させる。このことにより，テオフィリン徐放剤，プロプラノロール，アセトアミノフェンの作用が減弱する。

5. 月経困難症治療剤の卵胞ホルモン・黄体ホルモン配合薬は，35歳以上で1日15本以上の喫煙者では禁忌である。

第6章

食品の安全と衛生

① 食品の衛生管理（HACCP，健康食品GMP）

　食品安全に関する法律としては食品衛生法があり，飲食に起因する衛生上の危害の発生を防止し，公衆衛生の向上と増進に寄与することを目的として制定されている。食品，添加物，器具・容器包装，おもちゃならびに洗浄剤については「食品，添加物等の規格基準」に成分規格，使用基準，製造基準，加工基準，調理基準，保存基準等が定められている。これらの基準に合わない方法により食品等を製造販売することは禁止されており，国，都道府県等において監視指導が行われている。健康食品については食品の扱いとなるため，「食品，添加物等の規格基準」に則り製造販売を行わないといけない。

　また，食品衛生法は国内や国外の動向により改正が行われており，2018年6月には外食や調理食品へのニーズの高まりや輸入食品の増加等を背景として，原則としてすべての食品等事業者にHACCP（ハサップ）に沿った衛生管理の実施が制度化された。

(1) HACCP

　HACCPとは，Hazard Analysis and Critical Control Pointの略称で「危害要因分析重要管理点」と訳されている。本手法は，原料の入荷・受け入れから製造工程，さらには製品の出荷までのあらゆる工程において，発生するおそれのある危害要因をあらかじめ分析する〔危害要因分析（HA）〕。製造工程のどの段階で，どのような対策を講じれば危害要因を管理（消滅，許容レベルまで減少）できるかを検討し，その工程〔重要管理点（CCP）〕を定める。そして，この重要管理点に対する管理基準や基準の測定法などを定め，測定した値を記録する。これを継続的に実施することで，製品の安全性を確保しようとする食品衛生管理の手法である。従来方式である最終製品の抜き取り検査に比べて，より効果的に安全性に問題のある製品の出荷を防止できるとされている（図6-1）。

(2) 健康食品GMP

　錠剤，カプセル状等の形状の食品については，原材料等に関して安全性の確認がなされていても，原材料の中に天然に微量に含まれる毒性物質が濃縮されているおそれがある。そのため，過剰摂取等による健康被害の発生を防止する観点から，その安全性確保については製造工程管理による製品の品質確保を図ることが必要となる。

　製造工程管理の手法については，医薬品についてすでに導入されている適正製造規範（Good Manufacturing Practice；GMP）を参考にすることができる。GMPによる製品の品質確保

155

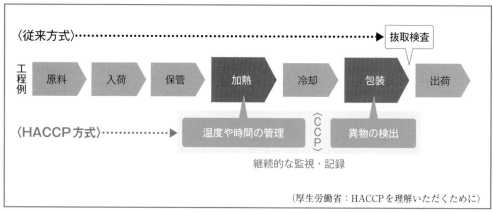

図6-1　HACCP方式と従来方式との違い

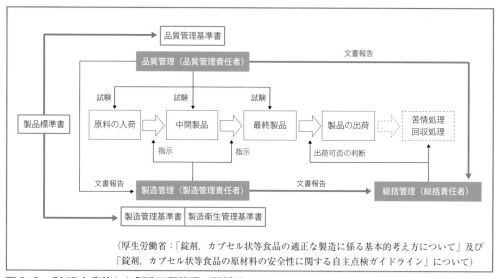

図6-2　GMPを実施した製造工程管理の関係図

の方法としては，原材料の受け入れから最終製品の出荷に至るまでの全工程において，主に作業員，機械等による製造行為に着目した管理（製造管理）と，原材料，中間製品，最終製品の試験等，品質の確認行為に着目した管理（品質管理）を組織的に実施する必要がある（図6-2）。

　これらを実施するには，次の3つの観点から管理システムを構築することが重要である。

①各製造工程における人為的な誤りの防止

②人為的な誤り以外の要因による製品そのものの汚染および品質低下の防止

③全製造工程を通じた一定の品質の確保

　厚生労働省は錠剤やカプセル状等の形状をとる健康食品の品質と安全性の確保のため，「健康食品GMPガイドライン」を定めている。そのガイドラインに基づいて，民間の団体であ

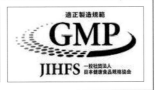

図6-3　2つのGMPマーク

る第三者機関が，申請のあった製造工場に審査・査察を行い，より高い品質と安全性を確保できるという基準を満たしていればGMP工場に認証している。現在，国内で審査を行っている第三者機関は，「公益財団法人日本健康・栄養食品協会」と「一般社団法人日本健康食品規格協会（JIHFS)」の2つで，GMP認証工場で製造され高い品質と安全性が確保されている製品にはそのことを示すGMPマークの表示が認められている（図6-3)。

2 食品添加物

(1) 食品添加物とは

　現代の食生活は加工食品やインスタント食品，輸入食品を摂取する機会が多くなり，食品を通じて「食品添加物」を摂取する機会が増えている。しかし，その安全性に対しては社会的に高い関心が集まっており，食品添加物はできるだけ使用しないように食品メーカーは努力をしている。しかし，どうしても使用しなければならない食品添加物も存在する。

　食品添加物は，食品衛生法第4条2項で「食品の製造の過程において又は食品の加工若しくは保存の目的で，食品に添加，混和，浸潤その他の方法によって使用する物」と定義されている。

　食品添加物の役割と種類としては，①腐敗，変質，その他の化学変化などを防ぐものとして，保存料，防かび剤，殺菌料，酸化防止剤など，②食品を美化し，魅力を増すものとして，発色剤，着色料，漂白剤，甘味料，酸味料，調味料，香料，色調安定剤，苦味剤，ガムベースなど，③食品の製造，加工に必要不可欠なものとして，豆腐用凝固剤，かんすい，消泡剤，製造用剤など，④食品の品質を向上させるものとして，増粘剤，安定剤，ゲル化剤，糊料，乳化剤，品質改良剤，品質保持剤，保水乳化安定剤など，⑤食品の栄養価を高めるものとして栄養強化剤などがある。

1）保存料

　食品中の微生物の増殖を抑制して腐敗や変敗を防止したり，食中毒を予防する目的で使用される。主な保存料は酸型保存料である安息香酸，ソルビン酸，デヒドロ酢酸などがあり，酸性領域で強い抗菌作用を示す。パラオキシ安息香酸エステル類は，中性においても効果を発揮する。

2) 防かび剤

外国産の柑橘類やバナナなどを輸送，貯蔵する際に発生するかびを予防する目的で使用される。イマザリル，オルトフェニルフェノールとそのナトリウム塩，ジフェニル，チアベンダゾール，フルジオキソニルの6種類が指定されている。

3) 酸化防止剤

空気中の酸素による食品の品質低下を防止する目的で使用される。脂溶性酸化防止剤として，BHT，BHA，DL-α-トコフェロール，没食子酸プロピルなどがある。水溶性酸化防止剤としては，エリソルビン酸，L-アスコルビン酸，EDTA二ナトリウムなどがある。

4) 着色料

食品に好ましい色調を与えて嗜好価値を高めたり，食品加工等に伴う変色や退色を補う目的で使用される。着色料は合成着色料と天然着色料とに分かれる。合成着色料で指定されているのは赤色7品目（食用赤色2号，3号，40号，102号，104号，105号，106号），黄色2品目（食用黄色4号，5号），緑色1品目（食用緑色3号），青色2品目（食用青色1号，2号）の12品目である。天然着色料としては，β-カロテンカラメル色素，コチニール色素などがある。

5) 発色剤

食品中の色素と反応してその色を安定化する働きがある。亜硝酸ナトリウム，硝酸ナトリウム，硝酸カリウムが指定されている。

6) 漂白剤

食品中の色素や褐変物質等を脱色するために使用されるものである。亜塩素酸ナトリウム，亜硫酸ナトリウム，二酸化硫黄，ピロ亜硫酸カリウムなどが指定されている。

7) その他

その他の食品添加物の目的・効果については表6-1に示す。

(2) 食品添加物の分類

わが国の食品添加物は「指定添加物」，「既存添加物」，「天然香料」，「一般飲食物添加物」の4種類に分類されている。「指定添加物」とは食品安全委員会のリスク評価に基づいて厚生労働大臣が指定，規格基準を設定したものである。「既存添加物」はわが国においてすでに使用され，長い食経験があるものについて，例外的に指定を受けることなく使用・販売などが認められたもので，厚生労働省にて規格基準の設定や安全性試験を継続しているものである。「天然香料」は動植物から得られる天然の物質で，食品に香りをつける目的で使用されるものである。「一般飲食物添加物」は，一般に飲食に供され添加物として使用されるもので，一部については厚生労働省にて規格基準を設定している。それらをまとめたものが図6-4である。

表6-1　食品添加物の種類と用途例

種　類	目的と効果	食品添加物例
甘味料	食品に甘味を与える	キシリトール，アスパルテーム，D-ソルビトール
増粘剤，安定剤，ゲル化剤，糊剤	食品に滑らかな感じや，粘り気を与え，分離を防止し，安定性を向上させる	ペクチン，カルボキシメチルセルロース，ナトリウム
イーストフード	パンのイーストの発酵をよくする	リン酸三カルシウム，炭酸アンモニウム
ガムベース	チューインガムの基材に用いる	エステルガム，チクル
かんすい	中華めんの食感，風味を出す	炭酸ナトリウム，ポリリン酸ナトリウム
苦味料	食品に苦味をつける	カフェイン（抽出物），ナリンジン
酵素	食品の製造，加工に使用する	β-アミラーゼ，プロテアーゼ
光沢剤	食品の表面に光沢を与える	シェラック，ミツロウ
香料	食品に香りをつけ，おいしさを増す	オレンジ香料，バニリン
酸味料	食品に酸味を与える	クエン酸，乳酸
チューインガム軟化剤	チューインガムを柔軟に保つ	グリセリン，D-ソルビトール
調味料	食品にうま味などを与え，味をととのえる	L-グルタミン酸ナトリウム，5'-イノシン酸ニナトリウム
豆腐用凝固剤	豆腐を作る時に豆乳を固める	塩化マグネシウム，グルコノデルタラクトン
乳化剤	水と油を均一に混ぜ合わせる	グリセリン脂肪酸エステル，植物レシチン
水素イオン濃度調整剤（pH調整剤）	食品のpHを調節し品質をよくする	DL-リンゴ酸，乳酸ナトリウム
膨脹剤	ケーキなどをふっくらさせ，ソフトにする	炭酸水素ナトリウム，焼ミョウバン
栄養強化剤	栄養素を強化する	ビタミンC，乳酸カルシウム
その他の食品添加物	その他，食品の製造や加工に役立つ	水酸化ナトリウム，活性炭，プロテアーゼ

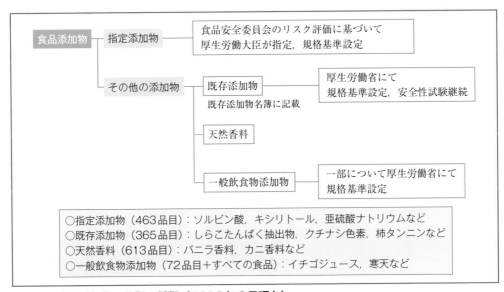

○指定添加物（463品目）：ソルビン酸，キシリトール，亜硫酸ナトリウムなど
○既存添加物（365品目）：しらこたんぱく抽出物，クチナシ色素，柿タンニンなど
○天然香料（613品目）：バニラ香料，カニ香料など
○一般飲食物添加物（72品目＋すべての食品）：イチゴジュース，寒天など

図6-4　食品添加物の分類・種類（2019年6月現在）

（3）食品添加物の指定制度

　食品添加物は，人の健康を損なうおそれがなく，かつその使用が消費者に何らかの利点を与えるものでなければならない。食品衛生法第10条には，「人の健康を損なうおそれのない場合として厚生労働大臣が薬事・食品衛生審議会の意見を聴いて定める場合を除いては，添加物（天然香料及び一般に食品として飲食に供されている物であって添加物として使用されるものを除く。）並びにこれを含む製剤及び食品は，これを販売し，又は販売の用に供するために，製造し，輸入し，加工し，使用し，貯蔵し，若しくは陳列してはならない。」と定められている。

　食品添加物を使用する際は，厚生労働大臣が安全性を確認して指定した添加物だけを使用させる規制方式，つまりポジティブリスト方式が採用されている。

　食品添加物の指定および使用基準の改正にあたっては，安全性と有効性が科学的に評価されることが必要である。したがって，粗雑な食品をごまかす目的で使用するものや，添加することで食品の栄養価を低下させる場合などは指定されない。

　食品添加物の指定等は，事業者等がその添加物の安全性や有効性に関するデータをそろえて厚生労働大臣に要請書を提出し，薬事・食品衛生審議会で指定の可否が検討される。食品添加物の安全性評価や1日摂取許容量（Acceptable Daily Intake；ADI）については内閣府の食品安全委員会が行う。手続きの流れは図6-5に示した通りである。

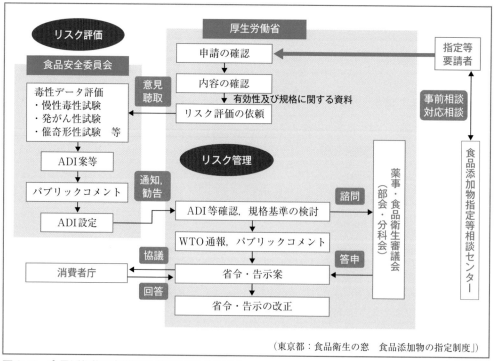

（東京都：食品衛生の窓　食品添加物の指定制度」）

図6-5　食品添加物の新規指定等の手続きの流れ

表6-2　毒性試験の種類と目的

試験の種類	目　的
反復投与毒性試験	実験動物に28日間，90日間，1年以上の長期間繰り返し与えて生じる毒性を調査
繁殖試験	実験動物に2世代にわたって与え，生殖機能や新生児の成育に及ぼす影響を調査
催奇形性試験	実験動物の妊娠中の母体に与え，胎児の発生・発育に及ぼす影響を調査
発がん性試験	実験動物にほぼ一生涯にわたって与え，発がん性の有無を調査
抗原性試験	実験動物でアレルギーの有無を調査
変異原性試験	細胞の遺伝子や染色体への影響を調査
一般薬理試験	薬理作用の試験では，例えば，中枢神経系や自律神経系に及ぼす影響や，消化酵素の活性を阻害し実験動物の成長を妨げる性質の有無などを調査
体内動態試験	体内での吸収・分布・代謝・排泄など，体内に入った物質が生体内でどうなるかを調査

食品添加物の規格の設定

安全性を評価しようとする食品添加物が対象となる。食品添加物の化学的な性状や純度などの成分規格を設定する。

毒性試験

食品添加物の毒性を調べるための試験（各試験については表5-5）。これらの試験により最大無毒性量（NOAEL）を求める。

1日摂取許容量（ADI）の設定

現時点で一生涯食べ続けても健康への悪影響がないと考えられる1日の摂取量を決める。1日摂取許容量〔ADI（mg/kg/day）＝最大無毒性量（NOAEL）×安全係数（100分の1）〕

使用基準の設定

対象食品・最大使用量を限定する。

安全性の確保

図6-6　食品添加物の安全性評価の流れ

（4）食品添加物指定のための安全性評価

食品添加物の安全性評価は，まず成分規格を設定し，表6-2に示したような毒性試験結果から最大無毒性量（NOAEL）を求め，1日摂取許容量（ADI）の設定を行い，使用基準を設定する。安全性評価の流れは図6-6に示した。

（5）1日摂取許容量

人がある物質を毎日一生涯にわたって摂取し続けても，現在の科学的知見からみて健康への悪影響がないと推定される1日当たりの摂取量のことを1日摂取許容量（ADI）という。通常の表示単位はmg/kg体重／日で表す。

ADIの求め方は，最大無毒性量×1/100（安全係数）である。最大無毒性量とは，動物実験等（毒性試験）において毒性学的なすべての有害な影響が観察されない最大の投与量をい

う。また安全係数とは，ある物質について人へのADIを決める際に動物における無毒性量に対してさらに安全性を考慮するために用いる係数のことである。動物と人間の差を1/10，個人差を1/10として，1/100を安全係数としている。

(6) 食品添加物指定に必要な有効性

食品添加物の指定には，下記の4点に該当することが実証または確認されることとなっている。なお，対象となる食品の製造または加工の方法の改善・変更が比較的安価に実行可能であり，改善・変更した結果，その添加物を使用しないですむ場合を除く。

---

①食品の栄養価を保持するもの。ただし，②に該当する場合またはその食品が通常の食事の中で重要なものでない場合には，食品中の栄養価を意図的に低下させることも，正当と認められる場合がある。

②特定の食事を必要とする消費者のための食品の製造に必要な原料または成分を供給するもの。ただし，疾病の治療その他医療効果を目的とする場合を除く。

③食品の品質を保持しもしくは安定性を向上するものまたは味覚，視覚等の感覚刺激特性を改善するもの。ただし，その食品の特性，本質または品質を変化させ，消費者を欺瞞するおそれがある場合を除く。

④食品の製造，加工，調理，処理，包装，運搬または貯蔵過程で補助的役割を果たすもの。ただし，劣悪な原料または上記のいずれかの過程における好ましからざる手段もしくは技術（非衛生的なものを含む）の使用による影響を隠ぺいする目的で使用される場合を除く。

---

(7) 食品添加物の表示

食品表示基準において，「食品に含まれる添加物については，栄養強化の目的で使用した添加物，加工助剤及びキャリーオーバーを除き，全て当該添加物を含む旨を表示するものであること」と定められており，食品添加物の「物質名」（下記の例のように名称別名，簡略名，類別名も可）を表示し，かつ原材料とは明確に区分して表示することになっている。

（例）L-アスコルビン酸ナトリウム→ビタミンC

　　　炭酸水素ナトリウム→重曹

食品添加物表示の例外の1つとして，消費者の関心が高い添加物について，使用目的や効果を表示することで消費者の理解を得やすいと考えられるものは，用途名を併記する必要がある。甘味料，着色料，保存料，増粘剤，酸化防止剤，発色剤，漂白剤，防かび剤の8種類があてはまる。

（例）甘味料（キシリトール）

　　　着色料（クチナシ色素）

また，複数の組み合わせで効果を発揮することが多く，個々の成分まですべてを表示する必要性が低いと考えられる添加物や，食品中にも常在する成分であるため一括名で表示して

も表示の目的を達成できる添加物については，一括名表示が認められている。イーストフード，ガムベース，かんすい，酵素，光沢剤，香料，酸味料，調味料，豆腐用凝固剤，苦味料，乳化剤，pH調整剤，膨脹剤，軟化剤の14種類があてはまる。

（例）クエン酸→酸味料

　　　カフェイン→苦味料

　　　レシチン→乳化剤

さらに，栄養強化の目的で使用した添加物，加工助剤，キャリーオーバーについては，食品添加物の表示を省略できることになっている。

栄養強化の目的で使用されるビタミン類，ミネラル類，アミノ酸類は表示が免除になる。ただし，同じ添加物でも栄養強化以外の目的で使用する場合は表示が必要である。

（例）ビタミンA，βカロテン等のビタミン類

　　　塩化カルシウム，乳酸鉄等のミネラル類

　　　L-アスパラギン酸ナトリウム，L-バリン等のアミノ酸類

食品の加工の際に添加される物であって，①当該食品の完成前に除去されるもの，②当該食品の原材料に起因してその食品中に通常含まれる成分と同じ成分に変えられ，かつ，その成分の量を明らかに増加させるものではないもの，または③当該食品中に含まれる量が少なく，かつ，その成分による影響を当該食品に及ぼさないものを「加工助剤」といい，食品添加物の表示を省略できる。

（例）プロセスチーズ製造時に炭酸水素ナトリウム（重曹）を用いたとしても，加熱融解の工程で大部分が分解してしまい，最終食品への残存はごく微量になる場合

食品の原材料の製造または加工の過程において使用され，かつ，当該食品の製造または加工の過程において使用されない物であって，当該食品中には当該物が効果を発揮することができる量より少ない量しか含まれていないものをキャリーオーバーといい，食品添加物の表示を省略できる。

（例）せんべいの味つけ用に，安息香酸（保存料）を使用したしょうゆを用いたとしても，当該添加物が最終食品であるせんべいの保存料として効果を持たない場合

3 食中毒

食中毒とは，飲食物を介して摂取された病原体やその毒素，有害な化学物質により，比較的急性に起こる胃腸炎症状などの総称である。食品衛生法では「食品，添加物，器具もしくは容器包装に起因する健康障害」と規定されている。食中毒で見られる共通の症状としては，発熱・嘔吐・腹痛・下痢である。

飲食に起因する健康被害が発生した場合，患者を診察した医師は保健所に届出をする。この届出を受けて保健所長は調査（食中毒調査）を行い，原因施設・原因食品・原因物質を特定，食中毒事件票に記載し，都道府県知事に報告する。

（1）食中毒の種類

　食中毒は微生物による食中毒，自然毒による食中毒，化学物質による食中毒，その他原因不明に大きく分類される（図6-7）。微生物による食中毒は，細菌性食中毒とウイルス性食中毒に分類される。さらに，細菌性食中毒は細菌が生きた状態で腸管に到達した後，菌が直接腸管組織に侵入したり，腸管内において産生された毒素が障害をもたらすことにより食中毒を発症する感染型と，食品中で増殖した菌が毒素を産生し，その毒素を摂食することにより食中毒を発症する毒素型に分けられる。自然毒による食中毒は動物性，植物性に分けられる。その他に化学物質による食中毒，原因不明の食中毒がある。

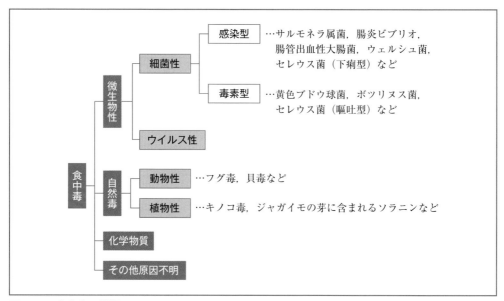

図6-7　食中毒の分類

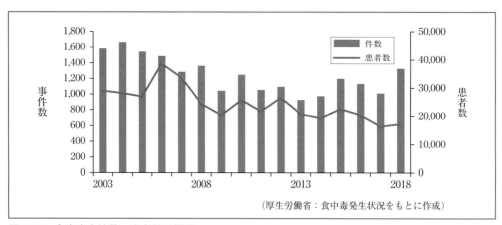

（厚生労働省：食中毒発生状況をもとに作成）

図6-8　食中毒事件数・患者数の推移

（2）食中毒の発生状況

　食中毒の事件数，患者数の推移を図6-8に示す。近年，食中毒事件数は1,200前後，患者数は2〜3万人台を推移している。

　図6-9に食中毒の月別発生件数を示す。年間を通して食中毒は発生しているが，夏季を中心に細菌性食中毒が多く発生し，冬季を中心にノロウイルスによる食中毒が多く発生している。

　図6-10には，原因食品が判明した食中毒発生件数を示す。その他を除くと，近年は魚

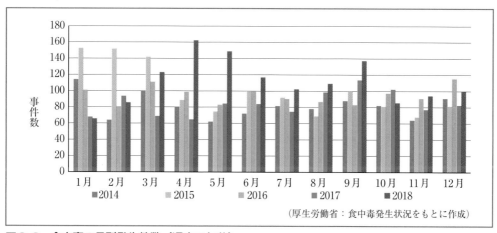

（厚生労働省：食中毒発生状況をもとに作成）

図6-9　食中毒の月別発生件数（過去5年分）

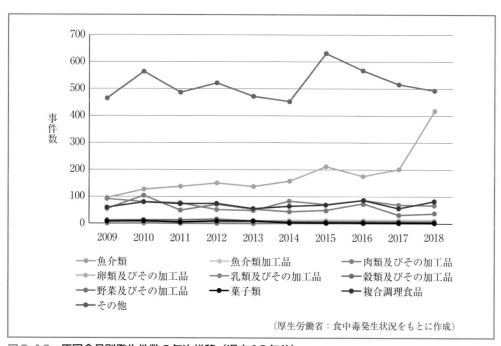

（厚生労働省：食中毒発生状況をもとに作成）

図6-10　原因食品別発生件数の年次推移（過去10年分）

表6-3　主な病因物質別食中毒発生件数および患者数の年次推移（過去5年分）

病因物質	2014年		2015年		2016年		2017年		2018年	
	事件数	患者数	事件数	患者数	事件数	患者数	事件数	患者数	事件数	患者数
細菌	440	7,210	431	6,029	480	7,483	449	6,621	467	6,633
サルモネラ属菌	35	440	24	1,918	31	704	35	1,183	18	640
ぶどう球菌	26	1,277	33	619	36	698	22	336	26	405
ボツリヌス菌	-	-	-	-	-	-	1	1	-	-
腸炎ビブリオ	6	47	3	224	12	240	7	97	22	222
腸管出血性大腸菌（VT産生）	25	766	17	156	14	252	17	168	32	456
その他の病原大腸菌	3	81	6	362	6	569	11	1,046	8	404
ウェルシュ菌	25	2,373	21	551	31	1,411	27	1,220	32	2,319
セレウス菌	6	44	6	95	9	125	5	38	8	86
エルシニア・エンテロコリチカ	1	16	-	-	1	72	1	7	1	7
カンピロバクター・ジェジュニ／コリ	306	1,893	318	2,089	339	3,272	320	2,315	319	1,995
ナグビブリオ	1	1	-	-	-	-	-	-	-	-
コレラ菌	-	-	-	-	-	-	-	-	-	-
赤痢菌	-	-	-	-	-	-	-	-	1	99
チフス菌	1	18	-	-	-	-	-	-	-	-
パラチフスA菌	-	-	-	-	-	-	-	-	-	-
その他の細菌	5	254	3	15	1	140	3	210	-	-
ウイルス	301	10,707	485	15,127	356	11,426	221	8,555	265	8,876
ノロウイルス	293	10,506	481	14,876	354	11,397	214	8,496	256	8,475
その他のウイルス	8	201	4	251	2	29	7	59	9	401
寄生虫	122	508	144	302	147	406	242	368	487	647
クドア	43	429	17	169	22	259	12	126	14	155
サルコシスティス	-	-	-	-	-	-	-	-	1	8
アニサキス	79	79	127	133	124	126	230	242	468	478
その他の寄生虫	-	-	-	-	1	21	-	-	4	6
化学物質	10	70	14	410	17	297	9	76	23	361
自然毒	79	288	96	247	109	302	60	176	61	133
植物性自然毒	48	235	58	178	77	229	34	134	36	99
動物性自然毒	31	53	38	69	32	73	26	42	25	34
その他	123	123	1	2	3	16	4	69	3	15
不明	23	449	31	601	27	322	29	599	24	617

(厚生労働省：食中毒発生状況をもとに作成)

介類が最も多くなっている。

　表6-3には，病因物質別食中毒発生件数および患者数の年次推移を示す。病因物質別の事件数をみると，細菌性食中毒ではカンピロバクターが多く，ウイルス性食中毒ではノロウイルスが多い。しかし，病因物質別の患者数でみると，圧倒的にノロウイルスが多くなっている。その要因として，1件の食中毒発症が集団発生につながりやすいため，患者数が多く

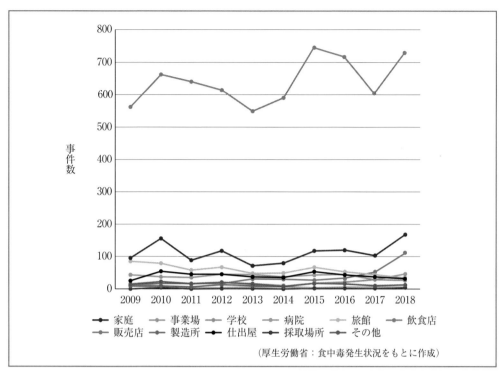

（厚生労働省：食中毒発生状況をもとに作成）

図6-11　原因施設別食中毒発生件数の年次推移（過去10年分）

なっていると考えられる。

　近年，海水の温暖化，養殖魚の増加により寄生虫による食中毒が増えており，2013年から食中毒統計に寄生虫の項目（クドア，サルコシスティス，アニサキス，その他の寄生虫）が追加された。特にアニサキスによる食中毒については毎年増加している。

　図6-11には，原因施設別食中毒発生件数の年次推移を示す。飲食店が最も多く，次いで家庭，販売店の順で件数が多くなっている。仕出屋，旅館，学校では1件当たりの患者数が多い。

（3）分類別における食中毒の特徴

1）細菌性食中毒

◆ サルモネラ属菌

・潜伏期間：約6〜48時間。

・症状：腹痛，水様性下痢，発熱。38℃〜40℃の高熱を発するのが特徴。

・原因食品：食肉調理品（特に鶏肉），牛肉のたたき，牛レバー，卵，乳製品。ミドリガメやネズミ，ペット動物を介して食品を汚染する場合がある。近年，サルモネラ・エンテリティディスに汚染された鶏卵による食中毒が増加しており，生卵，オムレツ，玉子焼き，自家製マヨネーズなど，鶏卵を原料とし，十分に加熱していない食品が原因。

・予防法：肉・卵は十分に加熱（75℃以上，1分以上）する。卵の生食は新鮮なものに限る。

手指や調理器具類の洗浄・消毒を十分に行い，2次汚染にも注意する。

◆ 腸炎ビブリオ

腸炎ビブリオは好塩菌の一種である。沿岸海域における腸炎ビブリオの数は海水温度が高くなると大量に増殖する。つまり，腸炎ビブリオによる食中毒の発生時期は，5〜6月から次第に増加し7〜9月に集中する。3％前後の食塩を含む食品中でよく増殖する。汚染された食品を摂取後，菌が小腸粘膜上皮に付着，増殖し赤血球を溶血する耐熱性溶血毒（TDH）やこれに類似したTRHという溶血毒を産生する。この毒素が食中毒に関連していると言われている。

・潜伏期間：約6〜24時間。

・症状：激しい腹痛，下痢。

・原因食品：魚介類の刺身やすし類。生の魚介類を調理した後，調理器具や手指などを介して2次汚染された野菜の一夜漬けなど。

・予防法：腸炎ビブリオは真水（水道水）の中では増殖しない特徴があるため，流水で十分に洗浄することが必要である。短時間でも冷蔵庫に保存し，増殖を抑える。60℃，10分間の加熱で死滅する。

◆ 病原性大腸菌

大腸菌は人や動物の腸管に存在し，通常病原性はないが，いくつかの大腸菌は人に対して病原性があり，これらは総称して病原性大腸菌と呼ばれている。大腸菌はO抗原，H抗原の血清型の組み合わせにより180種類存在する。このうち，O157による食中毒は多数の発生報告があり，死亡者が出ている。このO157を含む腸管出血性大腸菌は，感染症法の三類感染症に指定されている。

病原性大腸菌は腸管病原性大腸菌（EPEC），腸管侵入性大腸菌（EIEC），腸管毒素原性大腸菌（ETEC），腸管出血性大腸菌（EHEC），腸管凝集付着性大腸菌（EAggEC）の5つのタイプに分類される。

・潜伏期間：EPEC，ETECは12〜72時間。EIEC，EAggECは1〜5日。EHECの場合は4〜8日。

・症状：主な症状は，腹痛，下痢，発熱，嘔吐，頭痛など。

EPEC：下痢，腹痛を症状とし，サルモネラ属菌とよく似た急性胃腸炎を起こす。

EIEC：腸の細胞内へ入り，赤痢のような症状（血便，腹痛，発熱）を起こす。

ETEC：エンテロトキシン〔易熱性毒素（LT），耐熱性毒素（ST）〕により，コレラのような激しい水様性の下痢を起こす。

EHEC：ベロ毒素により，腹痛や血便などの出血性腸炎を起こす。EHECは，VT1，VT2の2種類（あるいはいずれか1種類）のベロ毒素を産生する大腸菌で，ベロ毒素産生性大腸菌（VTEC）とも呼ばれている。感染しても健康な成人では無症状であったり，単なる下痢であることがほとんどである。しかし，乳幼児や小児，基礎

疾患を有する高齢者では腹痛や血便などの出血性腸炎のほか，まれに急性腎不全，血小板の減少，貧血などの症状を呈する溶血性尿毒症症候群（HUS）を引き起こすことがある。HUSは，下痢が始まってから，約1週間後に，赤血球の破壊による溶血性貧血，血小板の減少，急性腎不全などの症状が現れる。重症の場合は死に至る。

    EAggEC：腸の細胞に付着し，エンテロトキシンを産生することにより，散発的に下痢症状を起こす。

- 原因食品：家畜の糞便に汚染された食肉からの2次汚染により，あらゆる食品が原因となる可能性があるが，便や食肉による2次汚染によりあらゆる食品が原因となる可能性があるが，特に集団発生例では，給食や飲用水によるものが多く見られる。
- 予防法：食肉は中心部までよく加熱する（75℃，1分以上）。野菜類は流水でよく洗う。食肉店での2次汚染対策（調理器具の十分な洗浄・消毒）を十分に行う。低温保存を徹底する。

◆ カンピロバクター

ヒトに食中毒を起こすもののほとんどがカンピロバクター・ジェジュニである。この菌は，グラム陰性桿菌で，微好気的条件下でよく発育し，酸素に曝露されると急速に死滅する。
- 潜伏期間：2〜7日。潜伏期間が長いのが特徴。
- 症状：腹痛，下痢，発熱。数週間後に手足の麻痺や顔面神経麻痺，呼吸困難などを起こすギラン・バレー症候群を発症する場合があることが指摘されている。
- 原因食品：感染した肉の生食や加熱不十分，動物（鳥類など）の糞による汚染により，食肉（特に鶏肉），飲料水，サラダなどの食品が原因や汚染源となりやすい。
- 予防法：カンピロバクターは熱や乾燥に弱いため，食肉は十分な加熱（65℃以上，数分）を行う。調理器具を熱湯消毒し，よく乾燥させる。肉と他の食品との接触を防ぐ。

◆ ウェルシュ菌

ウェルシュ菌は嫌気性菌で，熱に強い芽胞を作るため，高温でも死滅せず生き残る。よって，食品を大量に加熱調理すると他の細菌が死滅しても耐熱性の芽胞は生き残る。また，食品の中心部は酸素のない状態になり，ウェルシュ菌にとって好ましい状態になり，食品の温度が発育に適した温度まで下がると発芽して急速に増殖を始める。食品の中で大量に増殖したウェルシュ菌が食べ物とともに胃を通過し，小腸内で増殖して，菌が芽胞型に移行する際にエンテロトキシンが産生される。
- 潜伏期間：約6〜18時間で，ほとんどが12時間以内に発症。
- 症状：腹痛，下痢。
- 原因食品：肉類，魚介類，野菜およびこれらを使用した煮物が原因であることが最も多い。学校などの集団給食施設による事例が比較的多く見られ，給食におけるカレー，シチューなどのように，大量に加熱調理後，一定時間室温で放置されていた食品に多い。
- 予防法：清潔な調理を心がけ，調理後速やかに食べる。食品中での菌の増殖を阻止する

ため，加熱調理食品の冷却は速やかに行う。食品を保存する場合は10℃以下か55℃以上を保つ。食品を再加熱する場合は，十分に加熱して早めに摂食する。ただし，加熱しても芽胞は死滅しないこともある。

◆ 黄色ブドウ球菌

名前の通り，顕微鏡で見ると，ぶどうの房に似ている。この細菌は，化膿性疾患の代表的起因菌であり，健康な人でものどや鼻の中などに高率で検出され，動物の皮膚，腸管，ホコリの中など身近にも存在している。この菌は，食べ物の中で増殖する時にエンテロトキシンを作り，この毒素を食品と一緒に食べることにより，人に危害をおよぼす。菌自体は熱に弱いが，この毒素は100℃・30分の加熱でも分解されない。

・潜伏期間：1〜5時間（平均約3時間）。
・症状：吐き気，嘔吐，腹痛。
・原因食品：おにぎり，寿司，折詰弁当，サラダなど。酸素のない状態や塩分濃度10％前後の環境下でも増殖が可能なため，あらゆる食品が原因食となる可能性を持っているが，にぎりめしが発生件数の4割を占めている。
・予防法：手指の洗浄，調理器具の洗浄殺菌。手荒れや化膿巣のある人は，食品に直接触れない。低温保存は有効。生成されたエンテロトキシンは，加熱調理により分解されにくいので，注意が必要。

◆ ボツリヌス菌

ボツリヌス菌は嫌気性菌で熱に強い芽胞を形成する。この菌による食中毒は，死亡率が30％以上と高い食中毒であり，猛毒のボツリヌス毒素（神経毒）が原因である。この毒素はA〜Gまでの型に分類されており，食中毒を起こすのはA，B，E，F型毒素である。

・潜伏期間：12〜36時間。
・症状：初期は悪心，嘔吐，腹痛，下痢等の胃腸炎症状が現れ，しばらくすると頭痛や倦怠感，めまいが現れる。症状が進むと瞳孔拡大，視神経麻痺，嚥下困難，さらには呼吸筋麻痺により呼吸困難を起こし最後には死に至る。これはボツリヌス毒素がアセチルコリンの放出を阻害し，弛緩性の麻痺を起こすためである。
・原因食品：びん詰，缶詰，容器包装詰め食品。酸素のない状態になっている食品が原因となりやすい。国内では，北海道や東北地方の特産である魚の発酵食品いずしによるE型毒素の食中毒，辛子レンコンの真空包装によるA型毒素の食中毒も報告されている。

　　乳児がハチミツ中のボツリヌス菌の芽胞を摂取し，腸管内で毒素が産生されることにより，乳児ボツリヌス症が発症する。そこで厚生労働省は「1歳未満の乳児にハチミツを与えないように」と指導している。成人はボツリヌス菌の芽胞を摂取しても発症しないが，乳児は腸内細菌叢が未熟であるため発症すると考えられている。

・予防法：芽胞を殺菌するには120℃で4分以上の加熱が必要。容器包装詰め食品の中でボツリヌス菌が増殖すると，容器は膨張し，開封すると異臭がする場合がある。よって，容器が膨張している缶詰や真空パック食品は食べない。ボツリヌス食中毒が疑わ

れる場合，抗血清による治療を早期に開始する。

◆ セレウス菌

セレウス菌による食中毒は毒素の違いにより，「下痢型」と「嘔吐型」の2つのタイプに分類され，嘔吐型がほとんどである。下痢型毒素（エンテロトキシン）は，56℃，5分で失活する。嘔吐型毒素（セレウリド）は熱に強く，126℃，90分でも安定しているので注意が必要である。

- ・潜伏期間：下痢型は8～16時間。嘔吐型は1～5時間。
- ・症状：下痢型は腹痛，下痢。嘔吐型は吐き気，嘔吐，腹痛。
- ・原因食品：下痢型は弁当，ソーセージ，プリンなど。嘔吐型は焼飯，焼きそば，スパゲッティなど。
- ・予防法：清潔な調理を心がけ，調理後速やかに食べる。米飯やめん類を作り置きしない。穀類の食品は室内に放置せずに，加熱調理食品は10℃以下で保存する。

◆ エルシニア

- ・潜伏期間：2～5日間。
- ・症状：腹痛，発熱，下痢。
- ・原因食品：食肉（特に豚肉），飲料水など。
- ・予防法：食肉は十分に加熱（75℃以上，数分）する。この細菌は0～4℃でも発育できる低温細菌で，低温でも増殖するので冷蔵庫に保存しても過信しない。

◆ 細菌性赤痢

赤痢菌には，A群（志賀赤痢菌：*Shigella dysenteriae*），B群（フレキシネル菌：*S. flexneri*），C群（ボイド菌：*S.boydii*），D群（ソンネ菌：*S.sonnei*）の4種がある。細菌性赤痢は感染症法の三類感染症に指定されている。

- ・潜伏期間：1～7日間。
- ・症状：激しい腹痛，下痢，下腹部痛，血便。最も病原性の強いA群では，腸内からの出血によって血便が見られ，しぶり腹（トイレに行った後でもすっきりせず，またトイレに行きたくなる状態）が現れることがある。ほかの3種では血便はほとんどない。特にD群では症状が軽く，軟便や軽度の発熱で経過することが多い。
- ・原因食品：海産物（特に貝），水，生野菜。赤痢菌に汚染された水・氷・食品など。非常に少ない菌量でも感染することから，食器や箸などを介して感染することもある。
- ・予防法：調理の際の十分な加熱，手洗いの励行が基本となる。海外に渡航する際は，水，氷，非加熱の魚介類や野菜類に注意すべきである。

◆ リステリア

リステリアは，発育温度域は広く低温でも増殖する。感染源や感染経路については不明である。

- ・潜伏期間：24時間～91日間と広範囲。
- ・症状：倦怠感，弱い発熱を伴うインフルエンザ様症状など。健康な大人の場合は無症状で経過することが多いが，妊婦（胎児），新生児，乳幼児，高齢者および基礎疾患を

持つ人の場合は髄膜炎，敗血症等を起こし重症化することがある。

- ・原因食品：未殺菌乳によるチーズ，野菜サラダ，刺し身，加熱不十分な食肉や鶏肉など。
- ・予防法：妊婦や胎児，新生児，乳幼児および基礎疾患を持つ人は汚染の高い食品をできるだけ食べないように注意する。低温による長期保存を過信しない。

2）ウイルス性食中毒

◆ ノロウイルス

ノロウイルスは以前，小型球形ウイルス（SRSV）と呼ばれていた。ノロウイルスによる食中毒は冬季に多発している。

- ・潜伏期間：24～48時間。
- ・症状：下痢，嘔吐，吐き気，腹痛，38℃以上の発熱。
- ・原因食品：二枚貝（カキ，アサリ，ハマグリなど）の中腸腺に蓄積され濃縮される。食品中では増殖できず，ヒトの腸内で増殖し排泄物に多量に含まれている。その排泄物（糞便や吐物など）が手指を介してヒトからヒトへ感染する。吐物に含まれるノロウイルスが乾燥により飛散することによって，飛沫感染することもある。
- ・予防法：ノロウイルスは60℃，30分間の加熱にも安定で，不活化には85～90℃，90秒以上の加熱が必要であるため，二枚貝は中心部まで十分に加熱する（85℃，1分以上）。野菜などの生鮮食品は十分に洗浄する。食品を取り扱う際は十分に注意し，手洗いを徹底する。逆性石けんや消毒用アルコールでも容易に不活化されず，次亜塩素酸ナトリウムでの消毒が有効であるため，調理器具等は洗剤などを使用し十分に洗浄した後，次亜塩素酸ナトリウムで浸すように拭くか，あるいは熱湯（85℃以上）で1分以上の加熱が有効である。

◆ A型肝炎ウイルス・E型肝炎ウイルス

飲食物を介した経口感染が知られる肝炎ウイルスには，A型肝炎ウイルス（HAV）とE型肝炎ウイルス（HEV）がある。

- ・潜伏期間：A型肝炎は2～6週間，E型肝炎は6週間前後。
- ・症状：A型肝炎は倦怠感，発熱，吐き気，嘔吐，下痢，黄疸症状など。E型肝炎は発熱，腹痛などの消化器症状，黄疸症状。どちらも時に劇症肝炎を発症することがある。
- ・原因食品：A型肝炎は魚介類（カキやアサリなど）で，熱帯，亜熱帯地方での発生が多く，水を介した感染が多い。海外旅行者が帰国後に発症する輸入感染例が多い。E型肝炎は豚レバー，イノシシ，シカ，ヤギ肉の生食が原因食品である。
- ・予防法：E型肝炎ウイルスは通常の加熱調理で感染性を失うことから，野生動物の肉や豚レバーなどの豚由来の食品については，十分に加熱調理を行うよう注意喚起されている。

3）寄生虫による食中毒

寄生虫による食中毒は，野菜に付着した虫卵や寄生虫に感染した動物を食べることにより

表6-4　食中毒に関連する寄生虫

	寄生虫名	中間宿主
原虫	トキソプラズマ	ブタ肉・ネコの糞便
	クリプトスポリジウム	飲料水
	ランブル鞭毛虫・赤痢アメーバ	野菜
	サルコシスティス	ウマ
線虫	回虫・鉤虫・鞭虫・蟯虫	野菜
	顎口虫	淡水魚（ドジョウ，ヤマメ）
条虫	エキノコックス	キタキツネの糞便
	有鉤条虫	ブタ，イノシシの糞便
	無鉤条虫	ウシ
	広節裂頭条虫・日本海裂頭条虫	サケ，マス
吸虫	肺吸虫	淡水産のカニ
	肝吸虫・横川吸虫	淡水魚（アユ，シラウオ）
粘液胞子虫	クドア	ヒラメ

起こる。

◆ アニサキス

アニサキスとは白色で2〜3cm程度の寄生虫（線虫）である。

症状：アニサキスの幼虫はヒトの体内では成虫になれず通常排泄されるが，魚を生で食べたとき，まれにヒトの胃や腸壁に侵入し，多くが8時間以内に激しい腹痛を生じる。吐き気，嘔吐，蕁麻疹などの症状を伴う場合もある。

・原因食品：サバ，サケ，ニシン，スルメイカ，イワシ，サンマ，ホッケ，タラ，マスなどさまざまな魚が原因食品となる。主に魚の内臓表面に寄生するが，筋肉に寄生することもある。サケやマスでは腹部の筋肉内に多く見られる。

・予防法：アニサキスは加熱または凍結により死滅するため，中心部まで十分加熱するか，中心部まで完全に（－20℃で24時間以上）凍結することで予防できる。魚介類を生食する際には新鮮なものを選び，早期に内臓を除去し低温（4℃以下）で保存する。魚を生食用に調理する際にはアニサキスを意識して，魚をよく見て調理する。特に内臓に近い筋肉部分を調理する際は注意する。

◆ その他の寄生虫

その他の食中毒に関連する寄生虫と中間宿主を表6-4に示す。

4）自然毒による食中毒

【植物性自然毒】

◆ 毒キノコによる食中毒

植物性自然毒で最も多いのは毒キノコによる中毒である。原因食品はツキヨタケが過半数であり，シイタケやヒラタケなどと間違えて食べられることが多い。潜伏期間は一般的に短く，症状が現れるまでの期間が長いほどキノコ中毒が重症化する傾向がある。症状はキノコ

表6-5 キノコによる中毒症状による分類

中毒症状	潜伏期間	キノコの種類	主な有毒成分
嘔吐, 下痢, 腹痛などの胃腸炎型	15分～2時間	ツキヨタケ	イルジンS
		クサウラベニタケ	ムスカリン
激しい胃腸炎症状を呈するコレラ型	6～12時間	タマゴテングタケ	アマトキシン
		ドクツルタケ	アマトキシン
異常興奮, 幻覚, 昏睡などの脳・神経症状型	30分～2時間	ベニテングタケ	イボテン酸
		ワライタケ	シロシビン

表6-6 その他の植物性自然毒

植物名	有毒成分	中毒症状
ジギタリス	強心配糖体（ジゴキシン, ジギトキシンなど）	胃腸障害, 嘔吐, 下痢, 不整脈, 頭痛, めまい。重症になると心臓機能が停止して死亡することがある。
スイセン	アルカロイド（リコリン, タゼチンなど）	悪心, 嘔吐, 下痢, 流涎, 発汗, 頭痛, 昏睡, 低体温など。ニラ, ノビルによく似ているため間違えやすい。
チョウセンアサガオ	アルカロイド（アトロピン, スコポラミン, l-ヒヨスチアミンなど）	口渇, 瞳孔散大, 意識混濁, 心拍促進, 興奮, 麻痺, 頻脈など。
ドクゼリ	ポリイン化合物（シクトキシン）	嘔吐, 下痢, 腹痛, 目眩, 動悸, 耳鳴, 意識障害, 痙攣, 呼吸困難など。
トリカブト類	アルカロイド（アコニチン, メサコニチン, ヒパコニチンなど）	唇や舌のしびれに始まり, 次第に手足のしびれ, 嘔吐, 腹痛, 下痢, 不整脈, 血圧低下などを起こし, 痙攣, 呼吸不全に至って死亡することもある。
ハシリドコロ	アルカロイド（ヒヨスチアミン, アトロピン, スコポラミン）	嘔吐や痙攣, 昏睡などの中毒症状。
ヨウシュヤマゴボウ	フィトラッカサポニン, 硝酸カリウム	腹痛・嘔吐・下痢を起こし, 次いで延髄に作用し, 痙攣を起こして死亡する。皮膚に対しても刺激作用がある。

(厚生労働省：自然毒のリスクプロファイルをもとに作成)

に含まれる毒素により, 神経の刺激症状・麻痺症状・臓器障害が見られる。毒キノコによる中毒症状別の分類を表6-5に示す。

◆ ソラニン

ソラニンはジャガイモの芽や表皮が緑色になっている部分に多く含まれる。摂取後2～24時間で嘔吐, 下痢, 食欲減退などの中毒症状が起こり, 大量に摂取すると死に至る場合もある。ジャガイモの食中毒を防ぐには, 芽や緑の部分を十分取り除くことが大切である。

◆ 青梅（アミグダリン）

梅の未成熟果（青梅）に含まれる青酸配糖体（アミグダリン）は, 果肉に含まれる酵素あるいは, 腸内細菌によって加水分解され青酸が生じる。中毒症状としては, 中枢神経麻痺, 嘔吐, けいれん, 呼吸困難等を起こし, 重症の場合は死に至ることもある。

◆ その他の植物性自然毒

その他の植物性自然毒を表6-6にまとめた。

【動物性自然毒】

◆ フグ毒

　動物性自然毒で最も多いのはフグ毒による中毒である。フグ毒とは，耐熱性の神経毒素であるテトロドトキシンである。テトロドトキシンは，フグの卵巣，肝臓に多く含まれている。テトロドトキシンは神経細胞，筋細胞のナトリウムチャネルに結合し，細胞内へのナトリウム流入を阻害する。そのため，神経の興奮や筋肉の収縮が不可能になる。潜伏期間は20分〜3時間であり，主症状としては口唇，舌，指のしびれから始まり，やがて知覚・運動神経障害を来し，放置すれば呼吸筋麻痺により死亡する。

◆ 貝毒

　貝毒による食中毒は，麻痺性貝毒と下痢性貝毒によるものがある。有毒プランクトンを摂取した貝類が，その毒成分を中腸腺に蓄積して有毒化し，これを人が摂食することで食中毒が発生する。麻痺性貝毒の毒成分は主にサキシトキシン，下痢性貝毒の毒成分は主にオカダ酸，ディノフィシストキシンである。潜伏期間は麻痺性貝毒で30分程度，下痢性貝毒で30分〜4時間程度。主症状は麻痺性貝毒ではテトロドトキシンと同様，口唇，舌，指のしびれから始まり，やがて知覚・運動神経障害を来し，放置すれば呼吸筋麻痺により死亡，下痢性貝毒では下痢，吐き気，嘔吐，腹痛である。

◆ シガテラ毒

　わが国で中毒原因となる有毒種は，シガテラ毒魚と言われるドクウツボ，オニカマス，バラハタ，バラフエダイなどである。有害部位は筋肉，内臓である。毒成分はシガトキシンであり，主症状は神経症状であるドライアイスセンセーション（温度感覚の異常），掻痒，四肢の痛みである。また，消化器系症状（下痢，嘔吐，腹痛，悪心等）や循環器系症状（不整脈，血圧低下，徐脈等）も呈することがある。神経症状は，軽症では1週間程度で治まるが，重症な場合では数カ月から1年以上継続することがある。

◆ その他の動物性自然毒

　その他の動物性自然毒を表6-7にまとめた。

（4）食品中の汚染物質

【かび毒】

　かび毒は一部のかびが穀類などの農作物や食品等に付着・増殖して産生する有害な化学物質で，マイコトキシンともいう。一般にかび毒は耐熱性であることから農作物の生産，乾燥，貯蔵などの段階で，かびの増殖やかび毒の産生を防止することが重要である。かび毒は，300種以上が報告されているが，問題となるかび毒は，アフラトキシン類，オクラトキシン，デオキシニバレノール，パツリンなどがある。これらは，肝臓や腎臓，胃腸等に障害を与え，深刻な場合は死に至る。また，強い発がん性を示すものもある。詳細は表6-8に示す。

（5）化学物質

　化学物質による食中毒は，食品の生産・加工・保存・流通・消費の過程で起きる工業製品，

表6-7 その他の動物性自然毒

食中毒	原因有毒種	毒成分	中毒症状
記憶喪失性貝毒	ムラサキイガイ	ドウモイ酸	中毒症状は食後数時間以内に吐気，嘔吐，腹痛，頭痛，下痢が起こり，重症の患者では記憶喪失，混乱，平衡感覚の喪失，痙攣がみられ，昏睡により死亡する場合もある。
唾液腺毒（テトラミン）	エゾバイ科巻貝（ヒメエゾボラ，エゾボラモドキなど）	唾液テトラミン	激しい頭痛，めまい，船酔い感，酩酊感，足のふらつき，眼底の痛み，眼のちらつき，嘔吐感など。食後30分から1時間で発症し，数時間で回復。死亡することはない。
パリトキシンおよび関連毒	アオブダイ，ハコフグなど	パリトキシン様毒	横紋筋融解症（激しい筋肉痛）やミオグロビン尿症で，呼吸困難，歩行困難，胸部の圧迫，麻痺，痙攣などを呈することもある。重篤な場合には十数時間から数日で死に至る。回復には数日から数週間を要する。
イシナギ中毒	イシナギなど	ビタミンA	中毒症状はビタミンA過剰症。食後30分から12時間で発症し，激しい頭痛，発熱，吐き気，嘔吐，顔面の浮腫がみられ，下痢，腹痛を伴うこともある。2日目ごろから顔面や頭部の皮膚の剥離が始まる。
ワックス中毒	アブラボウズ，アブラソコムツ，バラムツ	異常脂質（トリグリセリド，ワックスエステル）	下痢

（厚生労働省：自然毒のリスクプロファイルをもとに作成）

表6-8 主なマイコトキシン，産生菌，汚染食品，毒性

マイコトキシン	主な産生菌	主な汚染食品	予想される健康被害
アフラトキシン（B1, B2, G1, G2）	*Aspergillus flavus*, *Aspergillus parasiticus*	穀類，落花生，ナッツ類，とうもろこし，乾燥果実など	肝がん，肝障害，免疫毒性
オクラトキシン	*Aspergillus ochraceus*, *Penicillium viridicatum* など	コーヒー豆，豆類，大麦，小麦，ハトムギ，そば粉など	腎障害，腎がん，免疫毒性，催奇形性
デオキシニバレノール，ニバレノール	*Fusarium* 属菌 など	小麦粉，押麦，ハト麦などの麦類，ポップコーン，とうもろこし	悪心，嘔吐，腹痛，下痢が主，造血機能障害，免疫機能抑制作用
ゼアラレノン	*Fusarium* 属菌 など	小麦粉，押麦，ハト麦などの麦類，ポップコーン，とうもろこし	エストロゲン様作用
パツリン	*Penicillium expansum*	リンゴ，リンゴ加工品	脳・肺浮腫，消化器障害

農薬などの化学薬品，有害金属，その他有害物質の混入や食品成分の変性（油脂の変敗，ヒスタミン中毒）などによるものがある。急性中毒として発症する場合がほとんどであるが，蓄積して慢性中毒症状を呈する場合もある。

1）農薬

農薬取締法第1条の2には「農薬とは，農作物（樹木及び農林産物を含む）を害する菌，線虫，だに，昆虫，ねずみその他の動植物又はウイルスの防除に用いられる殺菌剤，殺虫剤

その他の薬剤及び農作物等の生理機能の増進又は抑制に用いられる成長促進剤，発芽抑制剤その他の薬剤をいう」と定められている。

　国内で使用される農薬は，農薬取締法に基づき登録義務およびその使用基準が定められており，食品への残留農薬については食品衛生法に基づいて残留基準が設定されている。残留基準が設定されている農薬について，基準を超えて農薬が残留する食品の販売等を原則禁止するというポジティブリスト制度が施行されている。残留基準が設定されていない農薬については，0.01ppm（一律基準）を超えて残留する場合，その食品の販売等が禁止されている。

2）動物用医薬品

　動物用医薬品とは医薬品，医療機器等の品質，有効性及び安全性の確保等に関する法律において，「動物の疾病の診断，治療又は予防」や「動物の身体の構造又は機能への影響」を目的とするもので，「専ら動物のために使用されるもの」と規定されている。家畜や養殖魚などの病気の治療や予防を目的に，抗生物質や寄生虫用剤，ホルモン剤，睡眠鎮静剤などが使用されることがある。動物用医薬品の残留基準は，農薬同様にポジティブリスト制度で設定されている。食品衛生法では「食品は抗生物質又は化学的合成品たる抗菌性物質を含有してはならない」と規定されているが，動物用医薬品の残留基準が定められている場合はその濃度までの残留は認められている。

3）ダイオキシン類

　ダイオキシン類とは，ポリ塩化ジベンゾ–パラ–ジオキシン（PCDDs），ポリ塩化ジベンゾフラン（PCDFs），コプラナーPCB（Co-PCBs）の総称である。ダイオキシン類は難分解物質であるとともに脂溶性であるため，環境中の生物や人体の脂肪組織に蓄積しやすいことが知られている。主に廃棄物の焼却過程などで非意図的に生成される。ダイオキシン類のうち，29種類について世界保健機関（WHO）では毒性の程度が示されている。毒性が最も強い2,3,7,8-TCDDの毒性を1とした時の他の異性体の相対的な毒性を毒性等価係数（TEF）として設定している（表6-9）。個々の異性体ごとの重量にそのTEFを乗じて個々の毒性量を算出し，全異性体についての毒性量を合計した量を毒性等量（TEQ）としてダイオキシン類全体としての毒性の強さを表現している。多量の曝露では，急性毒性のほか，慢性毒性として発がん性，生殖・発生毒性，免疫毒性が動物実験において報告されている。

4）ポリ塩化ビフェニル

　1968年，ポリ塩化ビフェニル（PCB）等が混入した米ぬか油（ライスオイル）を摂取したために，西日本一帯で大規模な健康被害が発生した。原因は，ライスオイルの製造過程で熱媒体に使用したPCBがパイプから漏れて混入したためであった。この事件をカネミ油症事件といい，摂取した患者の症状は，顔面への色素沈着やニキビ様の皮疹，肝機能障害等であった。PCBは毒性や蓄積性が高く，広い範囲にわたって環境を汚染していることが明らかとなり，国は1973年，PCBの製造・販売・使用を原則禁止するとともに，食品に含まれ

表6-9 ダイオキシン類の毒性等価係数

種 類	略 称	TEF値
ポリ塩化ジベンゾ-パラ-ジオキシン （PCDDs）7種類	2,3,7,8-TCDD	1
	1,2,3,7,8-PeCDD	1
	1,2,3,4,7,8-HxCDD	0.1
	1,2,3,6,7,8-HxCDD	0.1
	1,2,3,7,8,9-HxCDD	0.1
	1,2,3,4,6,7,8-HpCDD	0.01
	1,2,3,4,6,7,8,9-OCDD	0.0003
ポリ塩化ジベンゾフラン （PCDFs）10種類	2,3,7,8-TCDF	0.1
	1,2,3,7,8-PeCDF	0.03
	2,3,4,7,8-PeCDF	0.3
	1,2,3,4,7,8-HxCDF	0.1
	1,2,3,6,7,8-HxCDF	0.1
	1,2,3,7,8,9-HxCDF	0.1
	2,3,4,6,7,8-HxCDF	0.1
	1,2,3,4,6,7,8-HpCDF	0.01
	1,2,3,4,7,8,9-HpCDF	0.01
	1,2,3,4,6,7,8,9-OCDF	0.0003
コプラナーPCB （Co-PCBs）12種類	3,4,4',5-TeCB	0.0003
	3,3',4,4'-TeCB	0.0001
	3,3',4,4',5-PeCB	0.1
	3,3',4,4',5,5'-HxCB	0.03
	2',3,4,4',5-PeCB	0.00003
	2,3',4,4',5-PeCB	0.00003
	2,3,3',4,4'-PeCB	0.00003
	2,3,4,4',5-PeCB	0.00003
	2,3',4,4',5,5'-HxCB	0.00003
	2,3,3',4,4',5-HxCB	0.00003
	2,3,3',4,4',5'-HxCB	0.00003
	2,3,3',4,4',5,5'-HpCB	0.00003

（ダイオキシン類対策特別措置法施行規則別表第三）

表6-10 食品中に残留するPCBの暫定的規制値

対象食品	規制値
魚介類 　遠洋沖合魚介類（可食部） 　内海内湾魚介類（可食部）	0.5ppm 3ppm
牛乳（全乳中）	0.1ppm
乳製品（全量中）	1ppm
育児用粉乳（全量中）	0.2ppm
肉類（全量中）	0.5ppm
卵類（全量中）	0.2ppm
容器包装	5ppm

るPCBの規制値（暫定的規制値）を定めた（表6-10）。

5）有害金属
◆ヒ素

　1955年，粉ミルク中に無機ヒ素が混入したため，約130人が死亡する事件が起きた。この事件を森永ヒ素ミルク事件といい，ミルクの製造過程で使用されたリン酸水素二ナトリウム中に無機ヒ素が混入していたのが原因であった。ヒ素による中毒は，一度に大量に摂取することによって起こる急性中毒と，長年にわたり摂取することによって起こる慢性中毒がある。

　急性中毒の主な症状は悪心，嘔吐，下痢，腹痛などで全身性の痙攣で死に至ることもある。慢性中毒の主な症状は嘔吐，食欲減退，皮膚への発疹や炎症である。

◆カドミウム

　過去に慢性カドミウム中毒として富山県神通川流域でイタイイタイ病が発生した。イタイイタイ病とは，カドミウムが含まれた廃水が神通川に流れ，その流域の農作物や神通川の水を摂取していた住民に発生した骨粗鬆症を伴う骨軟化症である。カドミウムの急性中毒としては頭痛，脱力感，血尿等を呈し，慢性中毒では，腎障害，骨軟化症を発症する。日本人は食事由来カドミウムの約半分を米から摂取している。そのため，食品衛生法では玄米・精米中のカドミウムは0.4ppm以下と定められている。

◆水銀

　無機水銀を急性的に経口摂取すると，腹痛，嘔吐，血性下痢等の消化器症状が見られ，重篤な場合は腎障害に至る。慢性的に摂取した場合も腎障害が起こる。

　有機水銀（メチル水銀）は，血液脳関門を通過し中枢神経系に影響を与える。メチル水銀による慢性中毒は，初期症状として四肢末端や口唇周辺のしびれから始まり，進行すると手指の震え，歩行障害，聴覚障害，失調，求心性視野狭窄を主とするハンターラッセル症候群などの症状が現れる。

　過去に熊本県水俣市や新潟県阿賀野川河口流域で発生した水俣病，新潟水俣病は，工場排水に含まれていたメチル水銀によって魚介類が汚染され，それを摂取した住民に特有の神経障害を発生させた。特に母体から胎盤を介して移行したメチル水銀による脳神経障害を伴った胎児の出生が社会的に大きな問題となった。

　魚介類中の水銀の暫定的規制値は，総水銀として0.4ppm，参考としてメチル水銀0.3ppm（水銀換算）と設定されている。

◆鉛

　鉛の経口摂取による急性中毒はまれであるが，症状として初めに口腔内の収斂や口の渇き，悪心，嘔吐等が見られる。大量摂取ではショック状態になる。溶血が起こると貧血やヘモグロビン尿が見られる。慢性中毒の症状では貧血，伸筋麻痺等が起こる。また，中枢神経系へ影響がある。食品衛生法では，食品用器具・容器に対して鉛の規格が設定されている。

◆ヒスタミン

　マグロやカツオなど赤身の魚は，ヒスチジンを多く含んでいる。これが赤身の魚に多く含

まれる腸内細菌科のモルガン菌が有する脱炭酸酵素により，脱炭酸反応を受けヒスタミンが蓄積される。食品由来のヒスタミンを多く摂取すると，アレルギー様食中毒を起こすことがある。

◆ ベンゾ［a］ピレン

ベンゾ［a］ピレンは，自動車の排気ガスやタバコの煙だけでなく焼肉や焼魚，燻製品などの加熱食品に含まれており，強い発がん性を示すものである。

◆ アクリルアミド

デンプン等の炭水化物を多く含む食材を高温で加熱した食品（ポテトチップス，フライドポテト，ビスケット，クラッカー等）では，アクリルアミドが生成される。アクリルアミドは人に対して神経毒性を示し，さらに発がん性があることも報告されている。

◆ トランス脂肪酸

天然の食物中に存在する不飽和脂肪酸の2重結合は，一般的にシス型である。しかし，マーガリンやショートニング等の加工油脂，それらを使った植物油や乳製品等の一部トランス型の2重結合を持ったトランス脂肪酸が混入している。トランス脂肪酸はLDLコレステロールを増加させ，HDLコレステロールを減少させる作用があると言われている。多量に摂取すると虚血性心疾患のリスクを高めるとされている。

◆ 放射性物質

放射性物質による食品汚染が問題となるのは，原子力発電所の事故や核実験により放射性物質が大気，水，土壌を介して農作物や魚介類を汚染するためである。また，汚染された物質を餌とした動物の肉，乳，卵等も汚染される。食品中に検出される放射性物質は，ヨウ素131（^{131}I），セシウム134（^{134}Cs），セシウム137（^{137}Cs），ストロンチウム90（^{90}Sr）等である。放射線の人体への影響は，閾値のある確定的影響と閾値なしとした確率的影響に大別される。確定的影響には，急性障害（紅斑，脱毛），胎児発生障害（精神遅滞），白内障等がある。確率的影響では，がん・白血病，遺伝的障害（先天異常）がある。

2011年に発生した東日本大震災により，東京電力福島第1原子力発電所で深刻な事故が発生し放射性物質が放出されたことから，厚生労働省は緊急で放射性ヨウ素，放射性セシウム，ウラン，プルトニウム等の食品別暫定規制値を設定した。その後，内部被曝量年間1mSvをもとにした基準値を設定した（表6-11）。

表6-11　食品群別の放射性セシウムの基準値

（単位：Bq/kg）

食品群	基準値
飲料水	10
牛乳	50
一般食品	100
乳児用食品	50

注：放射性ストロンチウム，プルトニウム等を含めて基準値を設定
（厚生労働省：HACCPを理解いただくためにをもとに作成）

(6) コーデックス委員会

　コーデックス委員会は，消費者の健康の保護，食品の公正な貿易の確保等を目的として，1962年に国際連合食糧農業機関（FAO）およびWHOにより設置された国際的な政府間機関であり，国際食品規格の作成などを行っている。わが国も1966年に加盟して以来，総会，食品衛生規格部会などに代表を送り，対処している。

　コーデックス委員会で作られる食品の国際規格・基準は，2つのタイプに分けられる。1つは，消費者の健康を保護することを目的に，生産から消費までのすべての段階で守られるべき食品の安全を確保するための基準，つまり食品添加物の使用基準，残留農薬基準，自然に存在する食品中有害物質の基準，食品中の微生物基準，食品を製造する際に遵守すべき衛生規範などである。もう1つは，食品成分とその量，製造方法，表示に関する指針，検査方法，食品貿易に関する手続き方法などの食品品質に関する規格である。

(7) ALARAの原則

　ALARAの原則とは，国際的に汚染物質の基準値作成の基本となっている，食品中の汚染物質を「無理なく到達可能な範囲でできるだけ低くすべき（ALARA：As Low As Reasonably Achievable）」であるという考え方である。コーデックス委員会で食品中の基準値等のリスク管理措置を検討する際には，この考え方に基づき消費者の健康が確保されていることを条件に，食品中の汚染物質の通常の濃度範囲よりもやや高いレベルを考慮している。

理解度確認問題

問題1　HACCPシステムの原則に当てはまらないのはどれか。

1. 危害度を分析する。
2. 重要管理点を設定する。
3. 工程の監視方法を設定する。
4. 最終製品の抜取検査のみ行う。
5. 記録を継続して管理する方法を定める。

問題2　食品添加物が指定される条件はどれか。

1. 尿酸値を下げるもの
2. 疾病を予防するもの
3. 血中コレステロールを抑制するもの
4. 粗悪な製品を変装するもの
5. 腐敗，変質，その他の化学変化などを防ぐもの

問題3　食品添加物で正しいのはどれか。

1. 指定添加物は厚生労働大臣が指定した添加物である。
2. 食品安全基本法に定義されている。
3. 鮮魚介類には合成着色料の使用が認められている。
4. ネガティブリスト方式が採用されている。
5. ADIの根拠となる最大無作用量は臨床試験によって求められる。

問題4　食品添加物の表示で一括名表示ができるのはどれか。

1. 安定剤
2. 糊料
3. 保存料
4. 発色剤
5. 香料

問題5　食品添加物と用途の組合せで正しいのはどれか。

1. ソルビン酸 ……………………… 防かび剤
2. 亜硝酸ナトリウム …………… 漂白剤
3. β-カロテン ………………… 着色料
4. 亜硫酸ナトリウム …………… 発色剤
5. イマザリル ……………………… 保存料

問題6　細菌性食中毒について誤っているのはどれか。

1. 黄色ブドウ球菌は，増殖の過程でベロ毒素を産生する。
2. ウェルシュ菌食中毒は，加熱調理食品で起こりやすい。
3. カンピロバクター食中毒は，潜伏期間が比較的長い。
4. ボツリヌス菌は，酸素がない状態になっている食品が原因となりやすい。
5. 腸炎ビブリオ食中毒は，夏季に起こりやすい。

問題7　ノロウイルス食中毒について正しいのはどれか。

1. 食品の加熱では防げない。
2. 人から人への感染はない。
3. 原因食品として生カキが多い。
4. ノロウイルスは食品中で増殖する。
5. ノロウイルスは冷凍により死滅する。

問題8　アミグダリンを含むものとして，最も関連の深いものはどれか。

1. 青梅
2. フグ
3. ジャガイモ
4. ツキヨタケ
5. トリカブト

問題9　残留農薬のポジティブリスト方式による一律基準値（ppm）はどれか。

1. 0.5
2. 0.1
3. 0.05
4. 0.01
5. 0.005

問題10　食品中の有害物質について正しいのはどれか。

1. アクリルアミドは肉類を高温調理すると生成する。
2. 無機水銀は水俣病の原因物質である。
3. ヒ素はイタイイタイ病の原因物質である。
4. アフラトキシンは二枚貝が産生する。
5. ヒスタミンはアレルギー食中毒の原因の1つである。

解答

問題1 〈解答〉4

HACCPとは，原材料の受け入れから最終製品までの工程ごとに，微生物による汚染や異物の混入などの危害を予測したうえで，危害の防止につながる特に重要な工程を連続的・継続的に監視し，記録することにより，製品の安全性を確保する衛生管理手法である。

問題2 〈解答〉5

食品添加物は，
①腐敗，変質，その他の化学変化などを防ぐもの
②食品を美化し，魅力を増すもの
③食品の製造，加工に必要不可欠なもの
④食品の品質を向上させるもの
⑤食品の栄養価を高めるもの
である。

問題3 〈解答〉1

指定添加物は厚生労働大臣が指定した添加物である。食品添加物は食品衛生法で定義されている。鮮魚介類には着色料は使用できない。食品添加物はポジティブリスト方式が採用されている。ポジティブリスト方式とは，厚生労働大臣が安全性を確認して指定した添加物だけを使用させる規制方式で，指定されていない添加物は食品添加物として使用できない。ADIの根拠となる最大無作用量は動物実験によって求められる。

問題4 〈解答〉5

一括名を用いることができる食品添加物は物質名を表示しなくても一括名で食品添加物の機能や効果を示すことができる。一括名表示が可能であるものは，イーストフード，ガムベース，かんすい，酵素，光沢剤，香料，酸味料，チューインガム軟化剤，調味料，豆腐用凝固剤，苦味料，乳化剤，pH調整剤，膨張剤がある。

問題5 〈解答〉3

β-カロテンが着色料である。ソルビン酸は保存料，亜硝酸ナトリウムは発色剤，亜硫酸ナトリウムは漂白剤，イマザリルは防かび剤である。

問題6 〈解答〉1

黄色ブドウ球菌は，増殖の過程でエンテロトキシンを産生する。ベロ毒素を産生するのは腸管出血性大腸菌である。

問題7 〈解答〉3

　海水によってカキが汚染されることが多いが，食品の加熱で防ぐことが可能である。人から人への感染力が強いため，1事件あたりの患者数が多い。ノロウイルスは食品中では増殖できない。また冷凍によって死滅しない。

問題8 〈解答〉1

　青梅は毒成分であるアミグダリンを含んでいる。フグ中毒の毒成分はテトロドトキシン，ジャガイモの毒成分は芽の部分に存在するソラニンであり，ムスカリンを毒成分とするのはツキヨタケ等のキノコである。

問題9 〈解答〉4

　残留基準が設定されていない農薬については，0.01ppm（一律基準）を超えて残留する場合，その食品の販売等が禁止されている。

問題10 〈解答〉5

　アクリルアミドは炭水化物を多く含む食品を高温調理すると生成する。水俣病の原因物質は有機水銀である。イタイイタイ病の原因物質はカドミウムである。アフラトキシンは真菌の一種であるアスペルギルス属が産生する。

第7章

7 関係法規

1 健康食品と法律

　摂食すると一般的な食品より体調が整いやすくなる食品を「健康食品」と称する傾向があるが，法律上では「健康食品」という言葉は定義されていない。したがって，健康に寄与する旨を標ぼうするサプリメントなどは，保健機能食品と特別用途食品を除き，「いわゆる健康食品」として取り扱う。そもそも，わが国では健康食品に関連する「健康食品法」というものは制定されていない。そのため，健康食品は一般食品と同様に複数の法律による種々の規制を受けている。食品が製造される段階から，実際に販売されるまでの過程では，主として，図7-1に示すような法律が関係している。

　特に，「いわゆる健康食品」は健康志向を逆手にとって消費者の心理を巧みにあおるキャッチセールスやマルチまがいの商法に利用されやすく，法規制による消費者の保護も重要である。

　法律で定められていない場合なども，規制の対象と考えられるものについてはその都度，関係省庁より通達が出され，法律に準ずる扱いを受ける。現在，これらの通達については，各省庁のウェブサイトなどにも掲載されるので，常に新しい情報について注意する必要がある。

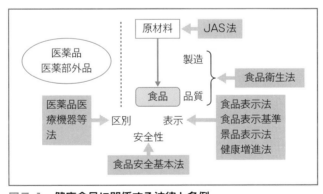

図7-1　健康食品に関係する法律と条例

（1）医薬品，医療機器等の品質，有効性及び安全性の確保等に関する法律 （医薬品医療機器等法）（1960年8月10日法律第145号　最終改正：2016年12月16日法律第108号）

1）医薬品と食品の区別

　消費者は，健康への寄与を表示する健康食品を，しばしば医薬品と混同しがちである。「食品」とは医薬品医療機器等法で規定されている医薬品および医薬部外品以外のすべての飲食物として，食品衛生法や食品安全基本法，食品表示法などの法律で規定されている。健康食品と医薬品を明確に区別するためにはまず，医薬品と医薬部外品がどのようなものであるかを理解する必要がある。

2）法律による医薬品および医薬部外品の定義

　医薬品医療機器等法第2条第1項より，医薬品は以下のように定義されている。

---

1) 日本薬局方に収められている物
2) 人又は動物の疾病の診断，治療又は予防に使用されることが目的とされている物であつて，機械器具等（機械器具，歯科材料，医療用品，衛生用品並びにプログラム（電子計算機に対する指令であつて，1の結果を得ることができるように組み合わされたものをいう。以下同じ。）及びこれを記録した記録媒体をいう。以下同じ。）でないもの（医薬部外品及び再生医療等製品を除く。）
3) 人又は動物の身体の構造又は機能に影響を及ぼすことが目的とされている物であつて，機械器具等でないもの（医薬部外品，化粧品及び再生医療等製品を除く。）

　また，医薬品医療機器等法第2条第2項より，医薬部外品は以下のように定義されている。

医薬部外品とは次に掲げることが目的とされており，かつ人体に対する作用が緩和なものをいう。
1　次のイからハまでに掲げる目的のために使用される物（中略）であつて機械器具等でないもの
　イ）吐きけその他の不快感又は口臭若しくは体臭の防止
　ロ）あせも，ただれ等の防止
　ハ）脱毛の防止，育毛又は除毛
2　人又は動物の保健のためにするねずみ，はえ，蚊，のみその他これらに類する生物の防除の目的のために使用される物（中略）であつて機械器具等でないもの

3）医薬品の概念

　医薬品および医薬部外品に関する医薬品医療機器等法の定義によれば，ある物に「疾病の診断，治療または予防に使用する」，もしくは「人体の構造または機能に影響を及ぼす」という目的性を持たせれば，医薬品に該当することになる。これは実際に薬効が得られるかではなく，その目的を標ぼうしているか否かで判断される。

　厚生労働省から出された「無承認無許可医薬品の監視指導について」（1987年9月22日薬監88号，2015年4月1日薬食監麻発0401第3号改正）によれば，標ぼうとは，その物品の販売に関連して表7-1の①～⑪により行われるすべての説明をいう。

　④～⑩により行われる医薬品的な効能効果の標ぼうについては，特定商品を示していない場合であっても，特定商品の説明を求める者への提供や，説明するものとして商品と同じ売り場に置いたり，購入申込書とともに送付するなどにより特定商品の説明を行っている時は，当該商品について医薬品的な効能効果を標ぼうしているものとみなす。

　すなわち，その物の容器，包装，添付文書等に医薬品的な効能・効果の標ぼうを行ってい

表7-1　医薬品的な効能効果の標ぼうの方法

①その物の容器，包装，添付文書等の表示物
②その物のチラシ，パンフレット等
③テレビ，ラジオ，新聞，雑誌，インターネット等によるその物の広告
④「驚異の○○」，「○○のすべて」等と題する小冊子，書籍
⑤「○○の友」等の会員誌又は「○○ニュース」，「○○特報」等の情報誌
⑥新聞，雑誌等の記事の切り抜き，書籍，学術論文等の抜粋
⑦代理店，販売店に教育用と称して配布される商品説明（関連）資料
⑧使用経験者の感謝文，体験談集
⑨店内及び車内等における吊り広告
⑩店頭，訪問先，説明会，相談会，キャッチセールス等においてスライド，
　ビデオ等又は口頭で行われる演述等
⑪その他特定商品の販売に関連して利用される前記に準ずるもの

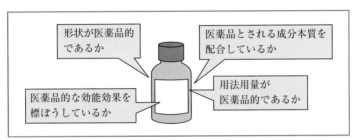

図7-2　医薬品と判定するための要素

ないが，特定商品名を明示しない書籍，小冊子，情報誌などに医薬品的な効能効果を標ぼう
し，これらを販売活動の中で特定商品に結びつけて利用している場合には，すべて当該商品
についての医薬品的な効能効果を標ぼうしているものとみなす。

◆ 医薬品の範囲

　医薬品と判定されるための要素は，成分本質（原材料），効能効果，形状，用法用量の4
つに大きく分けられる（図7-2）。これらを「医薬品の範囲に関する基準」に基づき検討し，
次のように判定する。

　①効能効果，形状および用法用量の如何にかかわらず，医薬品とされる成分本質が配合ま
　　たは含有される場合は，原則として医薬品とみなす。

　②医薬品とされる成分本質が配合または含有されていない場合であっても，効能効果，形
　　状，用法用量が医薬品的である場合は，原則として医薬品とみなす。

　ただし，この判定方法によって「医薬品的でない」と判断できる内容であっても，食品と
しての原料および表現の適否については，食品衛生法，健康増進法および関係法律上の確認
を行わなければならない。

　また，以下についてはこの判定方法によることなく，医薬品には該当しない。

　・野菜，果物，菓子，調理品等その外観，形状等から「明らかに食品」であると認識され
　　るもの。ただし，一見すると食品と認識されるものであっても，例えば，朝鮮人参を配

合したクッキーのように，その中に配合されている成分によっては「明らかに食品とならない」場合がある。

・健康増進法第26条の規定に基づき，許可を受けた表示内容を表示する特別用途食品。

◆ 医薬品の判定における各要素の解釈
①医薬品的な成分本質

「医薬品の範囲に関する基準」では，さまざまな成分についてその作用などを考慮し，「もっぱら医薬品として使用される成分本質（原材料）」（医薬品成分）と「効能効果を標ぼうしない限り医薬品と判断しない成分本質（原材料）」に分類し，現在までに判断された成分本質（原材料）については，リストとして例示している。

医薬品成分リストに掲げられた成分本質（原材料）は，「医薬品」の目的性を持つことが明らかであるため，原則として食品に使用できない。

ア　原材料が医薬品成分を元来含有している場合

原材料自体は医薬品成分に該当しない。しかし，その構成成分に医薬品成分に該当する成分が含まれる場合，含有すること自体は問題にならないが，含有する旨を標ぼうすることはできない。

原材料	含まれる医薬品成分
シジミ，カキ，タコ，イワシなど	タウリン
パパイヤ加工品	パパイン
酵母	グルタチオン
センナ茎	センノシド

イ　部位によって医薬品成分となる原材料を使用している場合

医薬品成分に該当する原材料であっても，その全体が医薬品成分に該当せず，医薬品として使用される部位（薬用部位）や対象が限られるものがある。このような場合に，当該基源植物名や総称のみを標ぼうし，使用部位や対象を明示していない場合は，医薬品成分に該当する部位や対象が使用されているものとして判断される。したがって，このような原材料を使用する場合は，使用部位や対象を明示する必要がある。

不適切な原材料の表示例	改善例
コケモモ	コケモモ果実 （コケモモの葉は医薬品成分）
クコ	クコ果実（クコの根皮は医薬品成分）
クズ	クズ種子〔クズの根（カッコン）は医薬品成分〕
胎盤	ウシ・ヒツジ・ブタの胎盤 （ヒトの胎盤は医薬品成分）

ウ　着色，着香の目的で医薬品成分を使用している場合

　以下に示す場合，医薬品成分であってもその成分を食品に使用することが，医薬品医療機器等法上は可能である。この場合でも，商品の説明として医薬品成分を含有する旨を標ぼうすることはできない。他の法令に基づき原材料名欄等に成分名を記載する場合は，誤解を防ぐためにパッケージ等にその成分を食品添加物として使用していることを示すのが望ましい。

- ・その使用が薬理作用の期待できない程度の量で着色，着香の目的のために使用されていると認められる場合。
- ・食品の製造過程において使用されたものの，最終的な製品の中には含有されない場合，または最終製品の中に含有されていても失活している場合。

エ　原材料の生薬名を使用する場合

　医薬品として使用されることもある非医薬品成分を使用している場合には，その原材料として生薬名を使用することはできない。これは生薬名を使用した場合には，食品とは認識されにくく，医薬品的な認識を与えるおそれがあるためである。なお，一般名と生薬名が同一である原材料については，一般名を使用することをもって生薬名を使用したとはみなさない。

②医薬品的な効能効果

　食品に次に示すような効能効果が表示説明されている場合，医薬品的な効能効果を標ぼうしているものとみなす。ただし，国が定める基準に従って，表示をしている栄養機能食品については，その栄養成分の機能表示等について医薬品的効能効果とは判断しない。

ア　疾病の治療または予防を目的とする効能効果の表現

```
（不適切な例）
糖尿病・高血圧・動脈硬化の方に
胃・十二指腸潰瘍の予防
肝障害・腎障害を治す
がんが良くなる
便秘が治る
頭痛，吐き気，腰痛，不眠，吹き出物などを和らげる効果　　　等
```

イ　身体の組織機能の一般的な増強，増進を主たる目的とする効能効果の表現

> （不適切な例）
> 疲労回復　　強精強壮　　体力増強　　食欲増進　　老化防止
> 新陳代謝を盛んにする
> 内分泌機能を盛んにする
> 解毒機能を高める　　心臓の働きを高める
> 病中・病後に　　成長促進
> 病気に対する自然治癒力が増す
> 今，話題のSOD（活性酸素除去酵素）を増加させます
> 血液を浄化し，スムーズに循環させる
> 脂肪に直接働くことにより，脂肪の燃焼を促進します　　等

ウ　疾病などによる栄養素の欠乏時等に使用することを特定した表現

> （不適切な例）
> 病中・病後の体力低下時の栄養補給に
> 胃腸障害時に　　肉体疲労時に
> 発育不良時の栄養補給に
>
> 医薬品的な効能効果に**該当しない**表現（正常状態でありながら，通常の生理現象として，特に栄養素の需要が増大することが医学的・栄養学的に確認されている発育期，妊娠授乳期において，その栄養素の補給ができる旨の表現）
> 育ち盛りのお子様や中高年の方の栄養補給に
> ダイエット時の栄養補給に
> スポーツをする方のミネラル補給に　　等

エ　「頭髪」，「目」，「皮膚」，「臓器」等の特定部位への「栄養補給」，「健康維持」，「美容」を標ぼうし，当該部位の改善，増強等ができる旨の表現

> （不適切な例）
> 赤ちゃんの脳の発育に役立つ栄養素です
> 目の健康に役立つ
> 真の美肌を作るために
> 身体の内側からバストを大きくします
> 肝臓の健康のために
>
> 医薬品的な効能効果に**該当しない**表現（一般的な栄養補給，健康維持，美容に関する表現）
> 赤ちゃんの発育に役立つ栄養素です
> 美容のために，身体の内側からコラーゲンを補給しましょう
> 毎日の健康のために　　等

オ　名称またはキャッチフレーズによる表現

> （不適切な例）
> 延命丸　　不死源　　不老長寿　　百寿の精
> 漢方秘法　　皇漢処方　　血糖降下茶　　快便食品
> アーユルヴェーダ　　等

カ 含有成分や栄養素の表示と説明による表現

> （不適切な例）
>   体質改善，健胃整腸で知られる有効成分を添加
>   血液の粘度を低下させる作用が
>   皮膚にうるおいを与える成分です
>   細胞のエネルギー産生と抗酸化作用を有する
>
>   医薬品的な効能効果に**該当しない**表現（含有成分や栄養素の説明において具体的な作用を標ぼうせずに，単に健康維持に重要であることを示す，もしくは生体を構成する栄養成分であることを示す表現）
>   グルコサミンは，体の重要な構成成分です　　等

キ 製法の説明よりみて暗示する表現

> （不適切な例）
>   高原に自生する植物を主剤に，薬草を混合して

ク 古来の薬事書等（「神農本草経」，「本草綱目」等）からの引用により，古来より薬効が認められていることを示す表現や，他国における医薬品としての使用実績により暗示する表現

> （不適切な例）
>   ドイツ，フランスでは医薬品として使用されています

ケ 新聞，雑誌等の記事，医師，学者などの談話，学説，経験談などを引用または掲載するなどにより暗示する表現

> （不適切な例）
>   「私は普段から血圧が高く最大150mmHg前後あったのですが，この商品が血圧を下げるのによいと聞いて試してみたところ…」
>
>   医薬品的な効能効果に**該当しない**表現（医薬品的な効能効果の標ぼうにあたらない内容となる医師，学者などの談話，学説，経験談などを事実の範囲内で引用または掲載する場合）
>   「私は普段から健康に気をつけており，知人からこの商品を紹介されて，現在では大変愛用しています」　　等

コ 「健康チェック」等として，身体の具合，症状等をチェックさせ，それぞれの症状に応じて摂取を勧めることにより暗示する表現

サ　疾病を有する者，疾病の予防を期待する者，好ましくない身体状態にある者を対象として，「○○の方にお勧めします」等の摂取を勧める表現

> （不適切な例）
> 脳溢血が気になる方に
> 体力の低下が気になるあなたに
> しわが気になる年齢に
>
> 医薬品的な効能効果に**該当しない**表現（疾病を有する者，疾病の予防を期待する者，好ましくない状態にある者以外を対象とする旨の表現）
> 多忙で食事が不規則な方に
> カルシウムを効率的に摂取したい方に
> 健康維持を心がけている方に　　等

シ　摂取によって現れる不快症状を「好転反応」，「瞑眩（めんけん）反応」等と称して，効果の証拠であるように説明する表現

> （不適切な例）
> 一時的に下痢，吹き出物などが出ますが，これは体内の毒素が排出されるためで，そのまま飲み続ければこれらの症状は治まります。
> 最初のうちは下痢，吹き出物などの症状が出ますが，これらは「好転反応」といい，体調がよくなる前ぶれです。

ス　疾病名等の具体的な表現はしないが，特定製品の摂取により「効果」，「効用」，「きき め」または「効能効果」がある旨を標ぼうすることによる，医薬品的な効能効果を暗示する表現

> （不適切な例）
> １カ月以上飲み続けないと効果はありません。
> 大学病院でもその効用が認められています。
> 期待できる効能効果は以下の通りです。　　等

セ　「薬」の文字による表現

> （不適切な例）
> 生薬　　妙薬　　民間薬　　薬草　　漢方薬
> 薬用されている　　薬効が認められる　　等

ソ　「服用」，「副作用」，「○○錠（名称）」，「臨床試験」など一般的に「食品」には使用せず「医薬品特有」となる表現

③医薬品的な形状

　食品として一般的に流通していない形状のものは，消費者に医薬品的な誤認を与えるとの観点から，健康食品の形状についての規制が存在する。形状には商品そのものの剤形のほか，びん，箱，袋等の容器または被包の形態や，そこに書かれている図案，写真，図画および表示されている文字，デザインのすべてを含む。

現在は，専ら医薬品的な剤形であるものを除き，その容器等に「食品」である旨を明示してある場合は，原則として形状のみによって医薬品に該当するか否かの判断は行われない。ただし，剤形，その他の容器または形態などのすべてを総合的に判断し，通常，人に医薬品であると誤認させることを目的としていると考えられる場合には，専ら医薬品的な形状と判断される。また，専ら医薬品的な剤形であるものは，その容器または被包の意匠および形態の如何にかかわらず，専ら医薬品的な形状に該当する。

専ら医薬品的な剤形と判断される例
・アンプル剤
・舌下錠a
・舌下へ滴下し，粘膜からの吸収を目的とするもの
・口腔内へ噴霧し，口腔内へ作用させることを目的としたもの

食品である旨が明示されており，消費者に医薬品と誤認させることを目的としない場合には，原則として医薬品的な形状に該当しない剤形	
・ハードカプセル	・粉末状・顆粒状およびこれらの分包
・ソフトカプセル	・茶状
・錠剤	・ティーバッグ状
・丸剤	・液状
・変形錠	・飴状

④医薬品的な用法用量

その物の使用方法として服用時期，服用間隔，服用量等の標ぼうのある場合には，原則として医薬品的な用法用量とみなされる。

（ア）服用時期，服用間隔，服用量などを定める表現
（イ）症状に応じた用法用量を定める表現
（ウ）「服用量」，「オブラートに包んで」など，医薬品に特有な服用方法と同様の表現
（エ）上限量を超えた摂取による有害事象が，成分の効果により得られる，摂取の主目的であるような表現

一方，食品であっても過剰摂取や連用による健康被害が起きる可能性があるものについては，むしろ積極的に摂取の時期，間隔，量など，摂取の際の目安を表示すべき場合があるともいえる。この観点から，「食品」の文字を容器等にわかりやすく記載し，適度な栄養補給を目的として1日量の目安を示す場合は，医薬品的な用法用量とは判断されない。また，栄養機能食品については「食前」，「食後」など，通常の食品の摂取時期とは考えられない表現を用いるなど，医薬品と誤認されやすい場合以外は，摂取時期，間隔，量などの記載によって医薬品的な用法用量とはみなされない。

> （ア）服用量を定める場合であっても「食品」の文字を容器，被包前面および内袋にわかりやすく記載するなど，食品である旨を明記する場合であって，以下に該当する場合。
> ①原材料となった食品との相関を示し，原材料となった食品の通常の食生活における摂取等を勘案して，適当量を一応の目安として定めるもの。
> ②「栄養補給の食品として」など，食品としての目安量であることを明示して，適量を一応の目安として定めるもの。
> ③食品のより効率的な摂取を図るために，摂取時期を定める必要があると客観的に認められる場合であって，食品である旨を明記して摂取時期を定める場合。
> （イ）食品としての摂取方法，調理法等を示す場合。
> ①水，ミルク，ジュース等の飲料に溶いて摂取するものなど，その使用方法を定めているもの。
> ②調理の目的のために使用するもので，その使用方法，使用量等を定めているもの。
> （ウ）過食などによる健康被害を防ぐために，摂取の上限量等を示すもの。

(2) 食品衛生法 (1947年12月24日法律第233号　最終改正：2018年6月15日法律第53号)

　食品衛生法は，「食品の安全性の確保のために公衆衛生の見地から必要な規制その他の措置を講ずることにより，飲食に起因する衛生上の危害の発生を防止し，もつて国民の健康の保護を図ること」を目的としている（第1条）。したがって，経済的側面についての規制や取り締まりは対象としていない。具体的には，健康食品を含む食品全般の製造や品質などについての基準を規定している。

(3) JAS法 (1950年5月11日法律第175号　最終改正：2017年6月23日法律第70号)

　JAS法は正式には，「農林物資の規格化等に関する法律」という。この法律の目的は，「適正かつ合理的な農林物資の規格を制定し，これを普及させることによつて，農林物資の品質の改善，生産の合理化，取引の単純公正化及び使用又は消費の合理化を図るとともに，飲食料品以外の農林物資の品質に関する適正な表示を行わせることによつて，食品表示法による措置と相まつて，一般消費者の選択に資し，もつて農林物資の生産及び流通の円滑化，消費者の需要に即した農業生産等の振興並びに消費者の利益の保護に寄与すること」（第1条）である。すなわち，食品の原材料となる農産物と水産物についての基準を示している。

　JAS法では，農林水産大臣が制定する日本農林規格による格付検査に合格した製品にJASマークの貼付を認めるJAS規格制度と，農林水産大臣が定める品質表示基準に従った表示を製造業者または販売業者に義務づける品質表示制度の2つの制度を定めている。

(4) 健康増進法 (2002年8月2日制定　2019年6月7日改正)

　健康増進法は，「我が国における急速な高齢化の進展及び疾病構造の変化に伴い，国民の健康の増進の重要性が著しく増大していることにかんがみ，国民の健康の増進の総合的な推進に関し基本的な事項を定めるとともに，国民の栄養の改善その他の国民の健康の増進を図るための措置を講じ，もって国民保健の向上を図ることを目的とする」（第1条）。

　この法律では健康維持を国民の義務としており，自治体や医療機関などの協力義務を課し

ている。

　国民の健康を目的とするので，健康診断事業や受動喫煙の防止などについても定めているが，栄養改善法を基礎とするため，栄養指導や特別用途食品についても定めている。内閣府令で補足する項目も多く，例えば特定保健用食品を特別用途食品の1つとすることは内閣府令で定めている。

　健康増進法の主務官庁は厚生労働省であるが，表示関係を消費者庁が所管する。

(5) 食品安全基本法 (2003年5月23日法律第48号　最終改正：2018年6月15日法律第53号)

　食品安全基本法は，「食品の安全性の確保は，このために必要な措置が国民の健康の保護が最も重要であるという基本的認識の下に講じられることにより，行われなければならない」という基本的認識に基づき，制定されたものである（第3条）。

　また，この法律の目的は，「科学技術の発展，国際化の進展その他の国民の食生活を取り巻く環境の変化に適確に対応することの緊要性にかんがみ，食品の安全性の確保に関し，基本理念を定め，並びに国，地方公共団体及び食品関連事業者の責務並びに消費者の役割を明らかにするとともに，施策の策定に係る基本的な方針を定めることにより，食品の安全性の確保に関する施策を総合的に推進すること」である（第1条）。

(6) 計量法 (1992年5月20日法律第51号　最終改正：2014年6月13日法律第69号)

　計量法は，「計量の基準を定め，適正な計量の実施を確保し，もって経済の発展及び文化の向上に寄与すること」を目的としている（第1条）。

　この法律は，法定計量単位により取引または証明するものに対して正確に計量する努力義務を課し，食品，野菜，魚介類等の政令で指定する商品（特定商品）について計量販売する時は，一定の誤差（量目公差）の範囲内での計量を義務づけている。また，特定商品のうち密封商品で計量販売する一定の商品について，内容量とそれを表記した者の住所，氏名または名称の表記を義務づけている。輸入品の場合も同様である。

(7) 景品表示法 (1962年5月15日法律第134号　最終改正：2019年5月31日法律第16号)

　景品表示法は，正式には「不当景品類及び不当表示防止法」という。この法律は，「商品及び役務の取引に関連する不当な景品類及び表示による顧客の誘引を防止するため，もって一般消費者の利益を保護すること」を目的としている（第1条）。

　食品として販売しているものの中には，販売促進のため，必ずしも実証されていない健康の保持・増進効果を虚偽または誇大に表示しているものがあり，また長期的かつ継続的な摂取が推奨される傾向にある。このような不当表示は，景品表示法，健康増進法などにより禁止されている。

1) 不当表示の概念

　一般消費者に誤認されることによって不当に顧客を誘引し，公正な競争を阻害する恐れが

あると認められる表示を不当表示という。不当表示は優良誤認，有利誤認，誤認されるおそれのある表示に分類される。

2) 景品表示法による規制

景品表示法は第4条第1項により，①～③に示す不当表示を禁止している。

①商品または役務の品質，規格その他の表示について，一般消費者に対し，実際のものよりも著しく優良であると示し，または事実に相違して当該事業者と競争関係にある他の事業者に係るものよりも著しく優良であると示すことにより，不当に顧客を誘引し，公正な競争を阻害するおそれがあると認められる表示。

②商品または役務の価格その他の取引条件について，実際のものまたは当該事業者と競争関係にある他の事業者に係るものよりも取引の相手方に著しく有利であると一般消費者に誤認されることで，不当に顧客を誘引し，公正な競争を阻害するおそれがあると認められる表示。

③その他，商品または役務の取引に関する事項について一般消費者に誤認されるおそれのある表示であって不当に顧客を誘引し，公正な競争を阻害するおそれがあると認めて内閣総理大臣が指定するもの。

また，第4条第2項により，内閣総理大臣が上記①に該当するか否かを判断する必要があると認める時は，当該表示をした業者に対し，期間を定めて当該表示の裏づけとなる合理的な根拠となる資料の提出を求めることができる。この資料が提出されない場合は，「不当表示」として判断される。

3) 健康増進法による虚偽・誇大な表示の禁止

食品に関連して虚偽・誇大な表示を禁止する法律としては，景品表示法のほかに，健康増進法がある。同法第31条第1項では，「何人も，健康の保持増進の効果その他内閣府令で定める事項（健康保持増進効果等）について，著しく事実に相違する表示をし，又は著しく人を誤認させるような表示をしてはならない」と定めている。

これに違反した者に対しては，第32条第1項により，「国民の健康の保持増進及び国民に対する正確な情報の伝達に重大な影響を与えるおそれがあると認めるときは，その者に対し，当該表示に関し必要な措置をとるべき旨の勧告をすることができる」と定めている。

この規定は，「何人も」とあることから，当該食品等の製造業者，販売業者などに限定されるものではないことに注意しなければならない。

② 食品の試験に関する規定

特定保健用食品や機能性食品などは表示の許可を受けるために，健康に寄与する成分の分析や有効性などについての臨床試験を必要とする場合がある。これらの試験を行う際に遵守

すべき，疫学研究に関する倫理指針や臨床試験の実施基準などが定められている。

（1）人を対象とする医学系研究に関する倫理指針
（2014年12月22日制定2017年2月28日一部改正）

　この指針は，研究対象者の人権の保護，安全の保持および福祉の向上を図りつつ，人を対象とする医学系研究の科学的な質および結果の信頼性ならびに倫理的妥当性を確保することを主な目的として，研究者等の責務等（第2章），研究計画書（第3章），倫理審査委員会（第4章），インフォームド・コンセント等（第5章），個人情報等及び匿名加工情報（第6章），重篤な有害事象への対応（第7章），研究の信頼性確保（第8章）等に関して，研究者等，研究機関の長，倫理審査委員会その他の関係者の遵守事項について定めたものである。人を対象とする医学系研究を実施するうえで，これに携わるすべての関係者に対し，この指針が統一のルールとして適用される。

　すべての関係者は，以下に掲げる事項を基本方針としてこの指針を遵守し，研究を進めなければならない。

> 第1章総則　第1　目的及び基本方針
> ①社会的及び学術的な意義を有する研究の実施
> ②研究分野の特性に応じた科学的合理性の確保
> ③研究対象者への負担並びに予測されるリスク及び利益の総合的評価
> ④独立かつ公正な立場に立った倫理審査委員会による審査
> ⑤事前の十分な説明及び研究対象者の自由意思による同意
> ⑥社会的に弱い立場にある者への特別な配慮
> ⑦個人情報等の保護
> ⑧研究の質及び透明性の確保

　この指針は，「我が国の研究機関により実施され，又は日本国内において実施される人を対象とする医学系研究を対象とする。ただし，他の指針の適用範囲に含まれる研究にあっては，当該指針に規定されていない事項についてはこの指針の規定により行うもの」（第3適用範囲　1　適用される研究）としている。

（2）医薬品及び医薬部外品の製造管理及び品質管理の基準に関する省令（Good Manufacturing Practice：GMP省令）
（2004年12月24日厚生労働省令第179号　最終改正：2014年7月30日厚生労働省令第87号）

　この省令は，医薬品，医療機器等の品質，有効性および安全性の確保等に関する法律に規定する基準を定めるものである。

　医薬品もしくは医薬部外品の製造販売業者，または医薬品もしくは医薬部外品の選任外国製造医薬品等製造販売業者は，医薬品または医薬部外品の製造業者および医薬品等外国製造業者に製造所における製品の製造管理および品質管理を行わせなければならない。

　医薬品または医薬部外品に係る製品の製造業者等は，医薬品，医療機器等の品質，有効性および安全性の確保等に関する法律施行規則に規定する製造所における製品の製造管理およ

び品質管理を行わなければならない。

輸出用の医薬品または医薬部外品に係る製品の製造業者は，輸出用の医薬品または医薬部外品の製造所における製品の製造管理および品質管理を行わなければならない。

(3) 医薬品の臨床試験の実施の基準に関する省令
（Good Clinical Practice：GCP省令）
（1997年3月27日厚生省令第28号　最終改正：2017年10月26日厚生労働省令第116号）

この省令は，被験者の人権の保護，安全の保持および福祉の向上を図り，治験の科学的な質および成績の信頼性を確保するため，医薬品医療機器等法に規定する基準のうち医薬品の臨床試験の実施に係るものならびに厚生労働省令で定める基準を定めるものである。

この省令で定める基準は，被験者の人権の保護，安全の保持および福祉の向上を図り，治験（医薬品の製造販売承認申請の際に提出すべき資料のうち，臨床試験の試験成績に関する資料の収集を目的とする試験）の科学的な質および成績の信頼性を確保することを目的として，治験および製造販売後臨床試験に関する計画，実施，モニタリング，監査，記録，解析および報告等に関する遵守事項を定めている。

(4) ランダム化比較試験（Randomized Controlled Trial；RCT）

ランダム化比較試験もしくは無作為化比較試験は評価の偏りを避け，客観的に治療効果を評価することを目的とした研究試験の方法である。例えば，特定保健用食品の有効性を評価するために，ヒトを対象とする無作為化比較試験を行わなければならない。ランダム化比較試験の方法について規定する法律・省令は定められていないが，CONSORT（Consolidated Standards of Reporting Trials：臨床試験報告に関する統合基準）声明が，ランダム化比較試験の報告を改善するために世界中で広く用いられている。その最新版であるCONSORT 2010は，25項目のチェックリストとフローチャートで構成されており，一般的な個人を対象として割りつける2群間並行RCTやクラスターRCT，非劣性試験などが「ランダム化比較試験報告のためのCONSORT声明改訂版－解説と詳細」にまとめられている。

③ 消費者取引に関する法律

健康に関連づけて販売される健康食品は，しばしば薬効を標ぼうし，医薬品であるかのような誤認のもとに商取引される。特に店舗外販売においては，セールストークにより過剰な薬効を標ぼうし，これに付随して過量販売，高額販売などによるトラブルを生じることも多い。このような健康食品の販売形態に対しては，次項に説明する特定商取引に関する法律（特定商取引法）などにより規制されている。

(1) 特定商取引法

特定商取引法〔特定商取引に関する法律（1976年6月4日法律第57号　最終改正：2019年

5月31日法律第16号）〕の目的は，「特定商取引（訪問販売，通信販売及び電話勧誘販売に係る取引，連鎖販売取引，特定継続的役務提供に係る取引，業務提供誘引販売取引並びに訪問購入に係る取引をいう）を公正にし，及び購入者等が受けることのある損害の防止を図ることにより，購入者等の利益を保護し，あわせて商品等の流通及び役務の提供を適正かつ円滑にし，もつて国民経済の健全な発展に寄与すること」である（第1条）。

　この法律では，「通信販売」と「ネガティブオプション」を除く特定商取引について，消費者に「クーリング・オフ」の権利を定めている。クーリング・オフとは，契約締結後一定期間内に契約の解除を申し出ればこれを認める制度である。契約に際して，事業者等はクーリング・オフが可能なことを書面で消費者に交付しなければならない。

1）特定商取引の形態とクーリング・オフ期間

　特定商取引の形態とクーリング・オフの期間は，表7-2のように定められている。

表7-2　特定商取引の形態とクーリング・オフ期間

取引形態	定　義	クーリング・オフ
訪問販売	事業者が，各家庭を訪問するなどして，消費者と営業所以外の場所で申し込みを受け，もしくは契約締結する取引形態のほか，以下のような手段で誘引・勧誘・契約締結した場合をいう。 （ア）営業所以外で呼び止めて，営業所等に同行させ，勧誘・契約締結した場合（キャッチセールス）。 （イ）電話，郵便，電報，ビラ・パンフレットの配布，街頭宣伝，住居訪問により，契約目的を告げず営業所その他特定の場所へ来訪を要請した場合，および電話，郵便，電報，住居訪問により，著しく有利な条件を告げて営業所等へ来訪を要請した場合（アポイントメントセールス，SF商法等） なお，「営業所等」とは営業所，代理店，露店・屋台，および一定期間（2〜3日以上）指定商品を陳列し，固定的設備を備えている販売会場をいう。	8日以内
通信販売	郵便，通信機器，情報処理の用に供する機器，電報，預貯金の口座振込により契約の申込みを受けて行う指定商品・権利・役務の販売・提供をいう。 通信販売の広告には，以下の事項を表示しなければならない。 （ア）価格 （イ）支払い時期・方法 （ウ）商品引き渡し・権利移転・役務提供時期（期間または期限を表示） （エ）引き渡し・移転後の引き取り，返還についての特約 （オ）その他 　①事業者の氏名または名称，住所，電話番号 　②電子商取引を行う法人は代表者名等 　③申し込み有効期限 　④（ア）以外に負担すべき金銭があるときはその内容 　⑤暇疵担保責任の定めがあるときは，その内容 　⑥販売数量制限，その他の特別条件があるときは，その内容 　⑦カタログ等の請求者に，その費用を負担させるときは，その額 　　なお，広告に「請求次第カタログ送付」等と表示すれば，広告表示の一部を省略できる。	なし

（次頁に続く）

取引形態	定　義	クーリング・オフ
電話勧誘販売	事業者が消費者に対して電話をし，その電話において行う契約の勧誘により，消費者から，郵便，通信機器，電報，預貯金の口座振込等により契約の申し込みを受ける場合，もしくは契約を締結する場合のほか，以下のような手段で電話をかけさせて，勧誘し，契約を締結させる場合をいう。 (ア)電話，郵便，電報により，またはビラ，パンフレットを配布して当該契約の締結について勧誘をするためのものであることを告げずに電話をかけることを要請すること。 (イ)電話，郵便，電報により，他の者に比して著しく有利な条件で契約を締結できる旨を告げ，電話をかけることを要請すること。	8日以内
連鎖取引販売	物品（権利を含む）の販売（あっせんを含む），有償役務提供（あっせんを含む）事業で，商品の再販売・受託販売・あっせんをする者または同種役務の提供・あっせんをする者を特定利益が得られると誘引し，特定負担を伴う取引をいう。 ここでいう「再販売」とは，販売の相手方が商品を買い受けて販売することである。また，「受託販売」とは商品の所有者等から販売の委託を受けて行う販売，「あっせん」とは販売の相手方を見つけ，販売の仲立ちをすること，「特定負担」とは販売活動をするにあたって必要とする商品の購入，取引料の提供等のことである。	20日以内
特定継続的役務提供	消費者の心身または身上に関する目的を実現させることをもって誘引されるが，その目的の実現が確実でないという特徴を有する役務を事業者が一定期間を超える期間にわたり，一定金額を超える対価を受け取り提供するもの（役務提供を受ける権利の販売も含む）で，店頭契約等も含む。具体的には以下のようなものがある。 (ア)いわゆるエステティックサロン (イ)いわゆる語学教室 (ウ)いわゆる家庭教師 (エ)いわゆる学習塾 (オ)いわゆるパソコン教室 (カ)いわゆる結婚情報紹介サービス	8日以内
業務提供誘引販売取引	物品の販売または有償で行う役務の提供の事業であって，その販売の目的物たる物品（以下「商品」という）またはその提供される役務を利用する業務に従事することにより得られる業務提供利益を収受し得ることをもって相手方を誘引し，その者と特定負担を伴うその商品の販売，またはその役務の提供に係る取引をするものをいい，その取引条件の変更も含む。	20日以内
ネガティブオプション	消費者が購入の申し込みをしていないのに商品を送りつけ，返品するまたは購入しない旨の意思表示がないと購入を承諾したものとして代金を請求する販売方法である。 事業者は，消費者が商品送付日から14日間（引取請求した場合は7日間）申し込みの承諾をせず，かつ事業者が引き取りをしない場合は送付した商品の返還請求ができない。	なし

理解度確認問題

問題1　食品を定義する法律はどれか。2つ選べ。

1. 医薬品医療機器等法
2. 食品安全基本法
3. 食品表示法
4. 日本農林規格等に関する法律
5. 健康増進法

問題2　食品と明記してあれば医薬品に分類されないものはどれか。

1. 治療のために使用する飲料
2. 医薬品成分を含む天然食材
3. 日本薬局方記載の材料を使用した加工食品
4. アンプルに入ったお茶
5. 疾病予防のために使用するのど飴

問題3　食品の中に医薬品成分を添加できないものはどれか。

1. 食品に通常含まれる成分と最終的に同じ成分となり，かつ，その成分の量を増加させない場合
2. 着色目的のために，薬理作用の期待できない程度の量を使用する場合
3. 着香目的のために，薬理作用の期待できない程度の量を使用する場合
4. 原材料から成分抽出のために添加し，製品中では失活する場合
5. 原材料から製造された食材を製品に加工する場合

問題4　食品と明記されていれば医薬品的な用法用量に該当しないものはどれか。

1. 症状に応じて定める表現
2. 服用の時期・間隔を厳格に定める表現
3. 服用量として使用量を厳格に定める表現
4. 調理のために使用方法を定める表現
5. 大量摂取で生じる有害事象を目的とする表現

問題5　健康増進法が定める国民の義務は何か。

1. 禁煙
2. 納税
3. 教育
4. 勤労
5. 健康維持

問題6 食品の安全性の確保に必要な規則を，公衆衛生の見地から定めた法律はどれか。
1. 食品安全基本法
2. 食品表示法
3. 食品衛生法
4. 食育基本法
5. HACCP支援法

問題7 食品の計量で計量法により義務づけられているものはどれか。
1. 誤差のない計量
2. 内容量の表記
3. 計量者氏名の表記
4. 計量者連絡先の表記
5. 計量機器名称の表記

問題8 人を対象とする医学系研究に関する倫理指針の基本方針で誤っているものはどれか。
1. 社会的及び学術的な意義を有する研究の実施
2. 研究分野の特性に応じた科学的合理性の確保
3. 社会的に弱い立場にある者への特別な配慮
4. 事前の十分な説明及び研究対象者の自由意思による同意
5. 研究の質及び機密性の確保

問題9 食品の試験に関する規定で正しいものはどれか。
1. 人を対象とする医学系研究に関する倫理指針は，個人情報の保護を前提としない。
2. GMP省令は医薬品の臨床試験の実施に係る基準を定める。
3. GCP省令は医薬品の品質と安全性の確保に関する基準を定める。
4. ランダム化比較試験に関する法律・省令は定められていない。
5. ランダム化比較試験の目的は主観的な評価を行うことである。

問題10 クーリング期間が20日以内と定められている特定商取引はどれか。
1. 訪問販売
2. 通信販売
3. 電話勧誘販売
4. 連鎖取引販売
5. ネガティブオプション

解答

問題1　〈解答〉　2，3

食品の定義は，食品衛生法第4条で定義されており，その後制定された食品安全基本法第2条，食品表示法第2条でも定義されている。医薬品医療機器等法は食品の定義に関わる医薬品，医薬部外品について定義している。健康増進法および日本農林規格等に関する法律（JAS法）は食品を定義していない。

問題2　〈解答〉　2

1. 治療や疾病予防という目的性を持たせると医薬品に分類される。
3. 日本薬局方記載の材料は医薬品である。
4. アンプルに入っていれば医薬品とみなされる。
5. 天然の成分としてそれ自体が医薬品に相当する成分を含有している食材は，食品と明記して成分自体を標榜しなければ医薬品とはみなされない。

問題3　〈解答〉　5

食品添加物としてであっても，食材を製品に加工する段階では医薬品成分を添加することはできない。

問題4　〈解答〉　4

症状に応じて定める表現，服用の時期・間隔を厳格に定める表現，服用量として使用量を厳格に定める表現，大量摂取で生じる有害事象を目的とする表現など通常の食品で使用する表現と異なる場合は，医薬品的な用法用量に該当する。

問題5　〈解答〉　5

納税・教育・勤労は日本国憲法に定める国民の義務である。健康増進法では受動喫煙の防止を定めているが禁煙を義務とはしていない。

問題6　〈解答〉　3

1. 食品安全基本法は，国民の健康の保護が最も重要であるという基本的認識に基づいて制定されている。
2. 食品表示法は，食品を摂取する際の安全性の確保に食品に関する表示が重要であることを鑑みている。
4. 食育基本法は，食育について，基本理念を明らかにしてその方向性を示すために制定されている。
5. HACCP支援法は食品の安全性の向上，品質管理の徹底等を目的に，食品製造業界にHACCPの導入を促進するために制定されている。

問題7 〈解答〉2

　一定の誤差（量目誤差）での計量を義務づけている。内容量を表記するとともに，これを表記したものの住所，氏名または名称の表記を義務づけている。

問題8 〈解答〉5

　研究の質および透明性の確保を基本方針とする。1〜4以外には，研究対象者への負担ならびに予測されるリスク及び利益の総合的評価，独立かつ公正な立場に立った倫理審査委員会による審査，個人情報等の保護，がある。

問題9 〈解答〉4

1. 人を対象とする医学系研究に関する倫理指針は，個人情報の保護を基本方針としている。
2. GMP省令は医薬品の品質と安全性の確保に関する基準を定める。
3. GCP省令は医薬品の臨床試験の実施に係る基準を定める。
5. ランダム化比較試験の目的は客観的な評価を行うことである。

問題10 〈解答〉4

1. 訪問販売のクーリング期間は8日以内である。
2. 通信販売のクーリング期間は定められていない。
3. 電話勧誘販売のクーリング期間は8日以内である。
5. ネガティブオプションのクーリング期間は定められていない。

索 引

は

新版 健康食品の基礎知識 第2版

定価 本体3,200円（税別）

2005年4月30日　発　行
2007年4月20日　改訂版発行
2011年3月10日　改訂2版発行
2015年9月20日　新版発行
2020年1月31日　第2版発行

- -

編　著　　芝 紀代子

著　者　　金森 きよ子　久保田 亮　栗原 由利子　酒井 伸枝
　　　　　猿橋 裕子　本間 達　森田 十誉子

発行人　　武田 正一郎

発行所　　株式会社 じ ほ う

　　　　　101-8421　東京都千代田区神田猿楽町1-5-15（猿楽町SSビル）
　　　　　電話 編集 03-3233-6361　販売 03-3233-6333
　　　　　振替 00190-0-900481
　　　　　＜大阪支局＞
　　　　　541-0044　大阪市中央区伏見町2-1-1（三井住友銀行高麗橋ビル）
　　　　　電話 06-6231-7061

©2020　　　　　組版 （株）明昌堂　　印刷 （株）日本制作センター
Printed in Japan

ISBN 978-4-8407-5263-3